月間100万人利用アプリ!

頭痛ーるが贈る

しんどい低気圧とのつきあいかた

頭痛ーる編集部

新潮社

まえがき

頭が痛い、気分が落ち込む、肩こりがひどい、めまいがする……。

その症状、もしかしたら、「気圧の変化」が原因かもしれません。

普段、私たちはおよそ15トンの気圧がかかった状態で生活しています。その気圧の変化が、さまざまな不調を引き起こす要因の一つだと最近の研究では考えられています。

「頭痛ーる」は、気圧の変化による体調不良が起こりそうな時間帯の確認や、痛み・服薬記録ができる、気象予報士が開発したアプリです。

私たちのもとにはユーザーの方から、こうした声がたくさん届いています。

「とにかくしんどいです」

「何となくモヤモヤ、イライラします」

「気圧が下がると、だるくて仕方がありません」

「ギューッと頭が痛くなります」

「気圧の重さに毎日負けています……」


気圧の変化による不調を軽減するために、もっと役立ちたい。

そんな思いで「頭痛ーる」が、気圧との付き合い方や対策方法を、専門家の方々に取材してまとめてみました。

みなさんの日常生活が少しでも楽になるためにお役に立てれば、これほどうれしいことはありません。

頭痛ーる開発チーム　一同

一緒に体調を整えよう

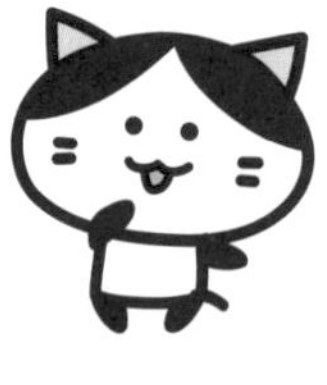

※本文中の注は174ページに
出典を掲載しています。

しんどい低気圧とのつきあいかた

月間100万人利用アプリ！　頭痛ーるが贈る

目次

PART 1 気圧と体調の関係を知りましょう

PART 2

すぐにできる日々の習慣

1 予防のための習慣

PART 3

頭痛ーるを活用してみましょう

頭痛ーるでできること

キャラクター紹介

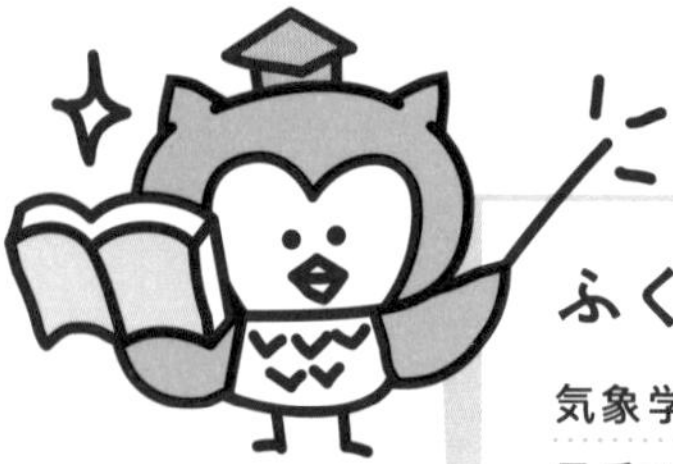

ふくろう博士《ヒロシ》

気象学博士。気象予報士。
男手ひとつで子猫のマロを育てている。
苦労を苦労と感じない努力家。
本名は不苦労 博士（ふくろう ひろし）。

マロ

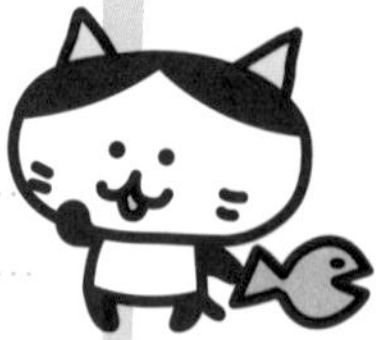

ふくろう博士の養子。雑種。
ある寒い雨の日にひとりで泣いている
ところを、博士に保護されたという。
ぼんやり空を眺めるのが好き。
いつかは自分も空を飛べると思っている。

てるてるネコ

謎のてるてる坊主。
何故かいつもマロを見守っている。

PART 1

気圧と体調の関係を知りましょう

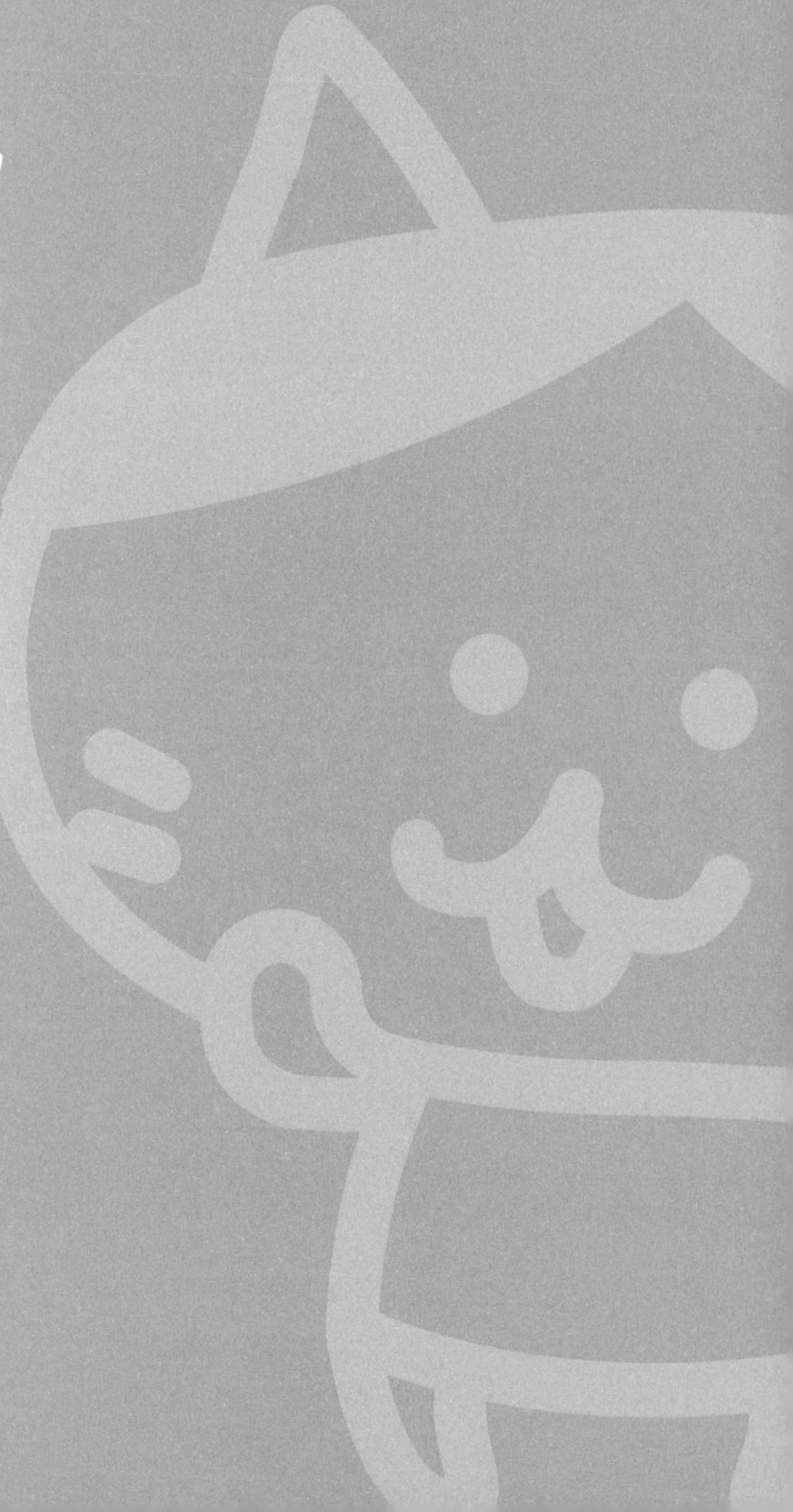

目には見えないけれども、私たちに大きな影響を与える気圧。

PART1では、気圧と心、体の関係を改めて見てみましょう。

低気圧が発生するしくみや、自律神経と気圧の関係も、ここでおさらいしましょう。

そして、頭痛やだるさ、めまい、イライラや体の痛みなど、気圧と関係がある不調について、メカニズムをまとめました。

あてはまる症状がどのくらいあるか、確認してみましょう。

PART1で分かる！

☑あなたの不調、「気圧の変化」が原因かも？

☑どうして気圧が不調を引き起こすの？

☑女性の体と気圧について

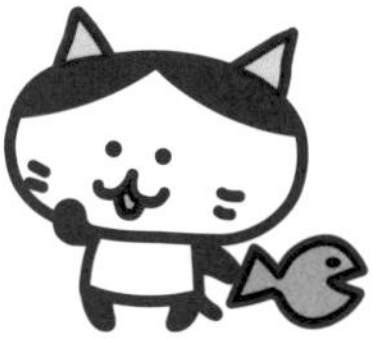

気圧の変化で……

頭が痛くなります

「鋭いキリで刺されているような感じ」

「目玉や脳みそが飛び出そう」

「頭に重い石を載せられている感覚」

「大きな鐘の中にいるみたい」……。


これらは頭痛ーるのユーザーアンケートで寄せられた、気圧の変化で現れる頭痛の症状です。

気圧の変化で頭が痛くなる人は多いものの、その症状や程度は人それぞれ。

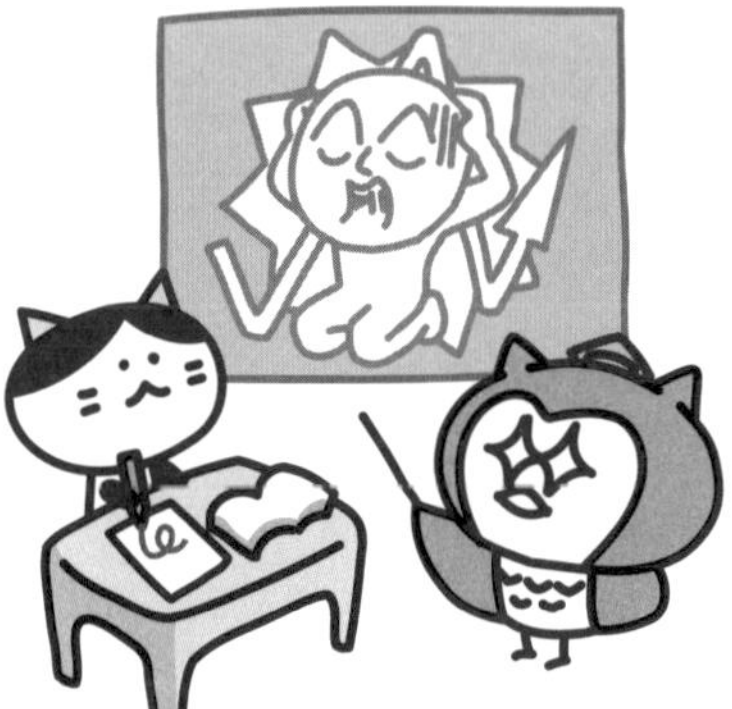

原因や症状によって、医学的にはいくつかのタイプに分類されています。タイプによって痛みを和らげる方法が違ってくるので、気圧の変化で、どのような頭痛が起きやすいか、まずは知ることが大切です。

気圧は「空気の圧力」

そもそも気圧とは何なのでしょうか。

目に見えないので分かりにくいのですが、空気にも重さがあります。
地球上にある空気（大気）の重さによってかかる圧力のことを気圧と言います。空気によって押される力が大きいときは「気圧が高い」、逆に小さいときは「気圧が低い」と表現しています。

「低気圧」とは、その名の通り、周囲より気圧が低いところを指します。低気圧の中では風が中心に吹き込み、上空に向かって上昇気流が発生。地表付近の暖かい空気が吸い上げられると、上空で冷やされて水や氷の粒となって雲を作ります。

その雲が発達して水や氷の粒がくっつきあい、空に浮かんでいられないほど大きくなると雨や雪となって地上へ落ちてくるのです。

特に低気圧が定期的に発生する春と秋は寒暖差もあり、体に不調が出やすい時期です。

一方、晴れた日でも気圧が下がるタイミングはあります。太陽の日差しで地表付近の空気が暖められると上昇気流が発生します。上昇気流ができると地表付近の空気量が一時的に減少し、気圧が下がります。

低気圧のしくみ

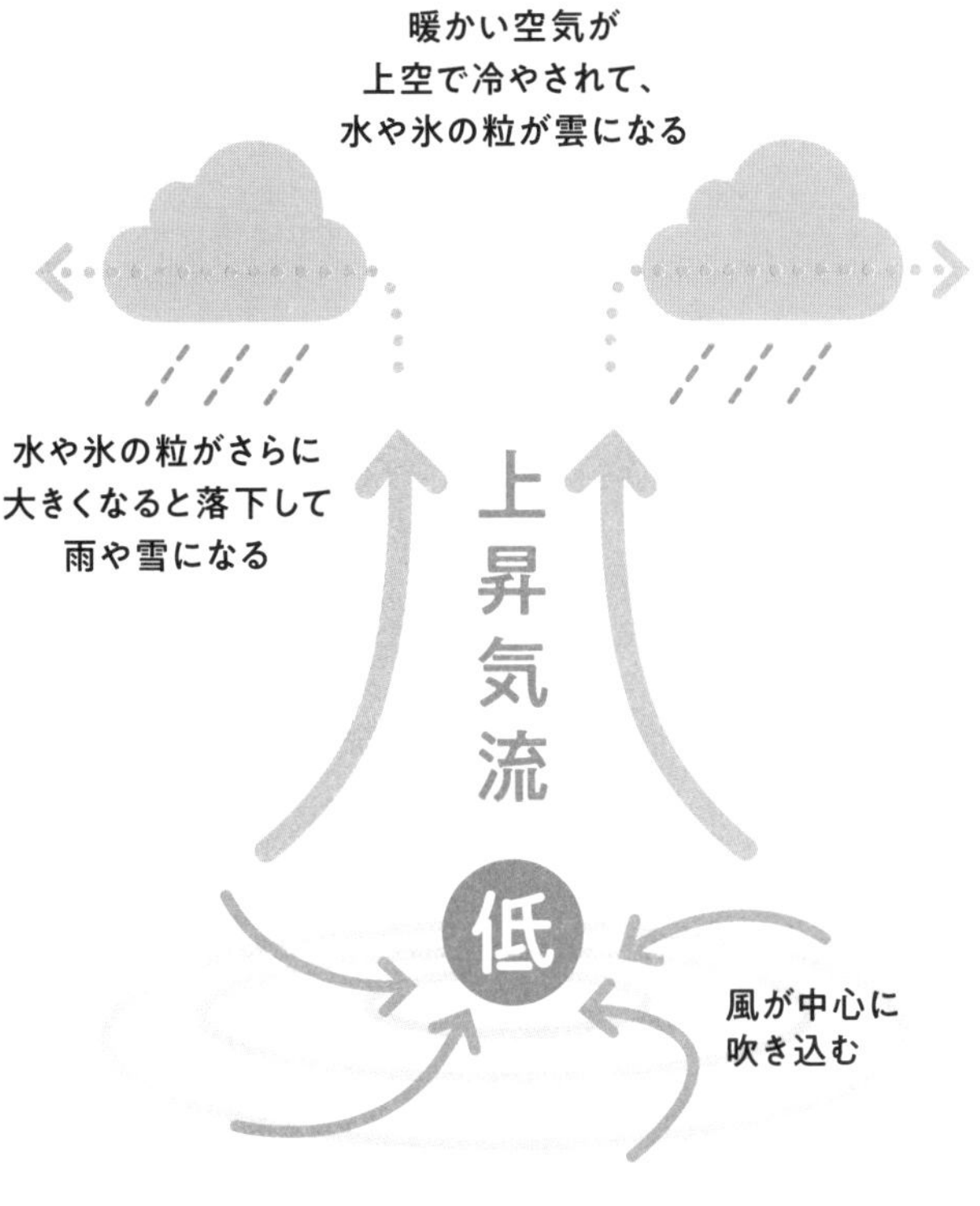
暖かい空気が
上空で冷やされて、
水や氷の粒が雲になる
水や氷の粒がさらに
大きくなると落下して
雨や雪になる
上昇気流
低
風が中心に
吹き込む

特に春と秋は低気圧が
定期的に発生するので、要注意！

頭が締めつけられるように痛いです

▼頭部の両側に圧迫感がある
▼頭部全体に重苦しい痛みがある
▼歩行や階段の上り下りなど、日常的な動作をしても悪化しない

こうした症状がある場合は「緊張型頭痛」かもしれません。「頭が輪っかで締めつけられているように感じる」と表現する人も多いです。一方で、吐き気や嘔吐を伴うケースは少ないと言われています。

緊張型頭痛の原因は、デスクワークや運転など、長時間同じ姿勢を継続したことによる血流の悪化や、ストレスによる緊張感だと考えられています。

慶應義塾大学医学部神経内科非常勤講師で医学博士の舟久保恵美先生は長年、気圧の変化などによる不調について研究をしており、いわゆる〝低気圧頭痛〟を専門とする産業保健師としても知られています。

舟久保先生は「気圧の変化で心身がストレスを受け、緊張型頭痛の症状が強く出る人もいるのではないでしょうか」と分析します。１１１ページで紹介するホットタオルや、１１４ページで紹介する肩甲骨ストレッチを実践してみましょう。

ズキズキと脈打つような痛みがあります

▼頭部の右側か左側、いずれか片方がズキズキと、脈を打つように痛む

これが片頭痛の特徴です。

ただ、中には両側が痛む人や、不規則に痛みを感じる人もいます。また、頭痛とともに吐き気や嘔吐を併発するケースが目立つのが緊張型頭痛との違いです。

片頭痛は脳の血管が何らかの原因で広がり、炎症を起こすことによって痛みが発生します。

日本頭痛学会によると、前兆として「キラキラした光、ギザギザの光が視界にあらわれ見えづらくなる（閃輝暗点）といった視覚性の症状」がある人が多い

といいます。

頭痛ーるのユーザーアンケートでも、気圧の変化による症状で「閃輝暗点」を挙げる人がいました。日本頭痛学会では「チクチク感や感覚が鈍くなる感覚症状、言葉が出にくくなる言語症状」なども前兆としてあり、通常は前兆が5～60分続いたあとに頭痛が始まるケースが多い、としています。

片頭痛が起きる際、光や音、匂いに敏感に反応したり、不快に感じたりするケースもあります。

「頭痛、激しい吐き気で薬を飲んでも効かない。音や光に耐えられなくなり、暗い静かな部屋で痛みに耐えるしかない」

「目の前がチカチカする、音がうるさく感じる、光がまぶしくなる」

「匂い、音に敏感になる。できれば無臭、無音のところで静かにしていたい」

「片頭痛の痛みは鼻の奥～額の左上が、ズキンズキンと脈打つようで、ひどいときは光・音・匂いを全て遮断したい」

といった声が頭痛ーるのユーザーアンケートにも寄せられていました。

片頭痛は脳の血管が拡張するために痛みが起きています。そのため、マッサージをしたり温めたりして血行を良くしてしまうと、かえって痛みが強くなってしまいます。ポイントは頭痛のないときに、首・肩周りを動かして、日頃から、首・肩こりを予防して頭痛にアプローチすること。また、116ページでは、片頭痛に効くツボも紹介しています。

目の周囲や側頭部が痛みます

▼目の周囲から前頭部、側頭部にかけての強い痛みが、数週間から数ヶ月、持続する
▼夜間や睡眠中に、発作的に起こりやすい
▼目の充血や涙、鼻詰まりや鼻水、前頭部や顔面の発汗などの症状を伴うことが多い

こうした場合は「群発頭痛」が疑われます。日本頭痛学会でも「眼周囲〜前頭部、側頭部にかけての激しい頭痛が数週間から数ヶ月の期間群発することが特徴」とされています。

また落ち着きがなくなったり、興奮したりするのも、ほかの頭痛とは違う点とされています。

頭痛ーるのユーザーアンケートでも「目をやりで刺されるようなひどい目の奥の痛み」、「目玉がえぐられるように痛くなり、夜寝ていても頭痛が分かる」、「目の奥がズキズキすることにより、表情も笑顔を作る余裕がない」といった声がありました。他の頭痛と同様、気圧の変化で、より強く痛みが生じている可能性があります。

群発頭痛で注意しなければいけないのは、通常の鎮痛薬は効かないという点です。群発頭痛の発作が起きている人には注射や酸素吸入などの治療が効果的とされているため、できるだけ早く病院を受診し、適切な治療とアドバイスを得たいものです。

群発頭痛を予防する薬を処方してもらえる場合もあるので、まずはお医者さんに相談してみましょう。

頭痛のタイプは大きく3つ

1 緊張型頭痛

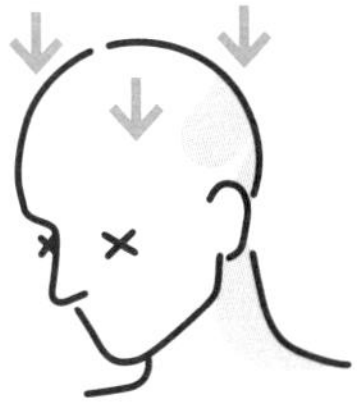

- 頭部の両側に圧迫感
- 頭部全体に重苦しい痛み

2 片頭痛

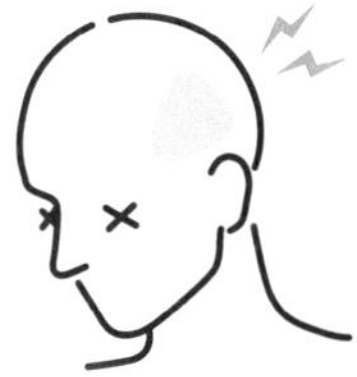

- 頭部の右側か左側、
いずれか片方がズキズキと
脈打つような痛み

3 群発頭痛

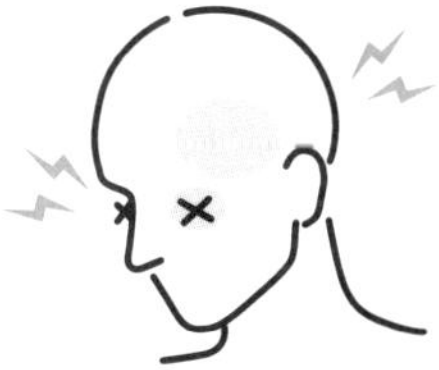

- 目の周囲から前頭部、
側頭部にかけての強い痛みが
数週間から数ヶ月持続する

タイプによって、
対策方法に違いがある

気圧の変化で……
だるくて仕方がありません

「全身に力が入らない感覚になる」「ひどいときは一日中何もできないぐらいにぐったりする」
頭痛ーるのユーザーアンケートでは、気圧の変化によってこうした不調に悩む人たちが見受けられます。

2019年、耳の中にある聴覚と平衡感覚をつかさどる内耳の前庭器官に、気圧の変化を感じ取る部位と機能もあることが世界で初めて解明されました[*1]

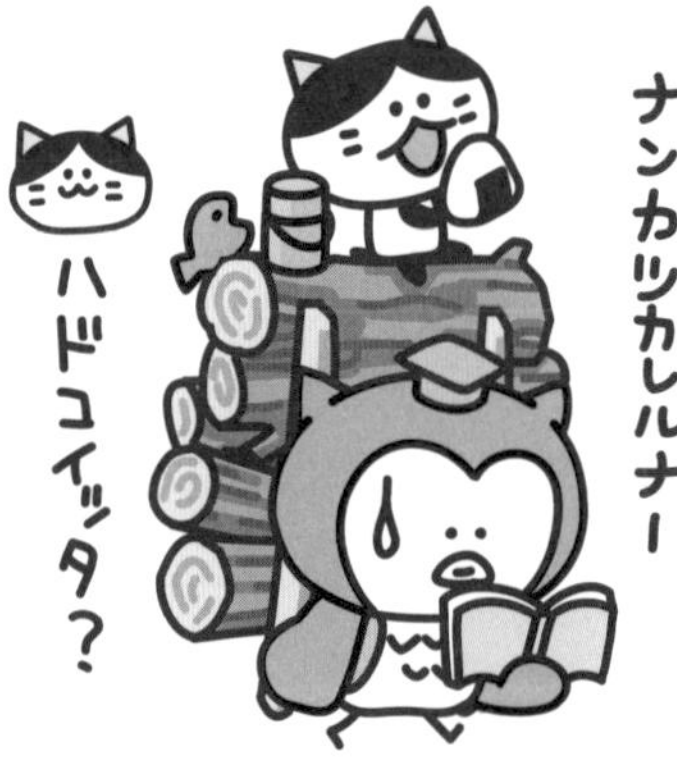

（愛知医科大学・研究グループ）。

目に見えない気圧の変化に混乱してしまう脳

私たちは普段、内耳の機能で平衡感覚を保ちます。

同時に、自分の姿勢や動き、揺れ、スピードの変化など目からも情報を得ています。

それらの情報が脳で統合され、状況に合わせた体の状態を自律神経の働きで保っているのです。

目を閉じた状態で片足立ちをするのが難しいように、姿勢の維持には内耳の機能だけではなく、視覚で得られる情報が重要だといいます。

体で感じる刺激と、視覚から脳に伝えられる情報に相違がなければ、私たちは問題なく環境に適応して過ごせます。ですが、乗り物酔いをする場面を想像してみてください。バスで後ろの方の席や新幹線・飛行機の通路側などに座っていて、今どのように移動しているのか、これからどのように進んでいくかの情報が目から入ってこないときは、内耳ばかりが刺激を受け続け、脳はちょっとした混乱状態になります。

個人差があり、全く影響を受けない人もいますが、中には自律神経に異常な信号が送られ、吐き気や頭痛など不快な症状に陥る人もいます。

気圧の変化についても同様のことが言えます。気圧の変化は、目で見て分かるものではありません。そのため、視覚からの情報としては何の変化もないのに、内耳では気圧の変化をキャッチしている、という状況になります。

このアンバランスな状態が自律神経に影響を及ぼし、体調不良につながっていることもあるのです。

目に見えない気圧の影響を受けてしまう内耳

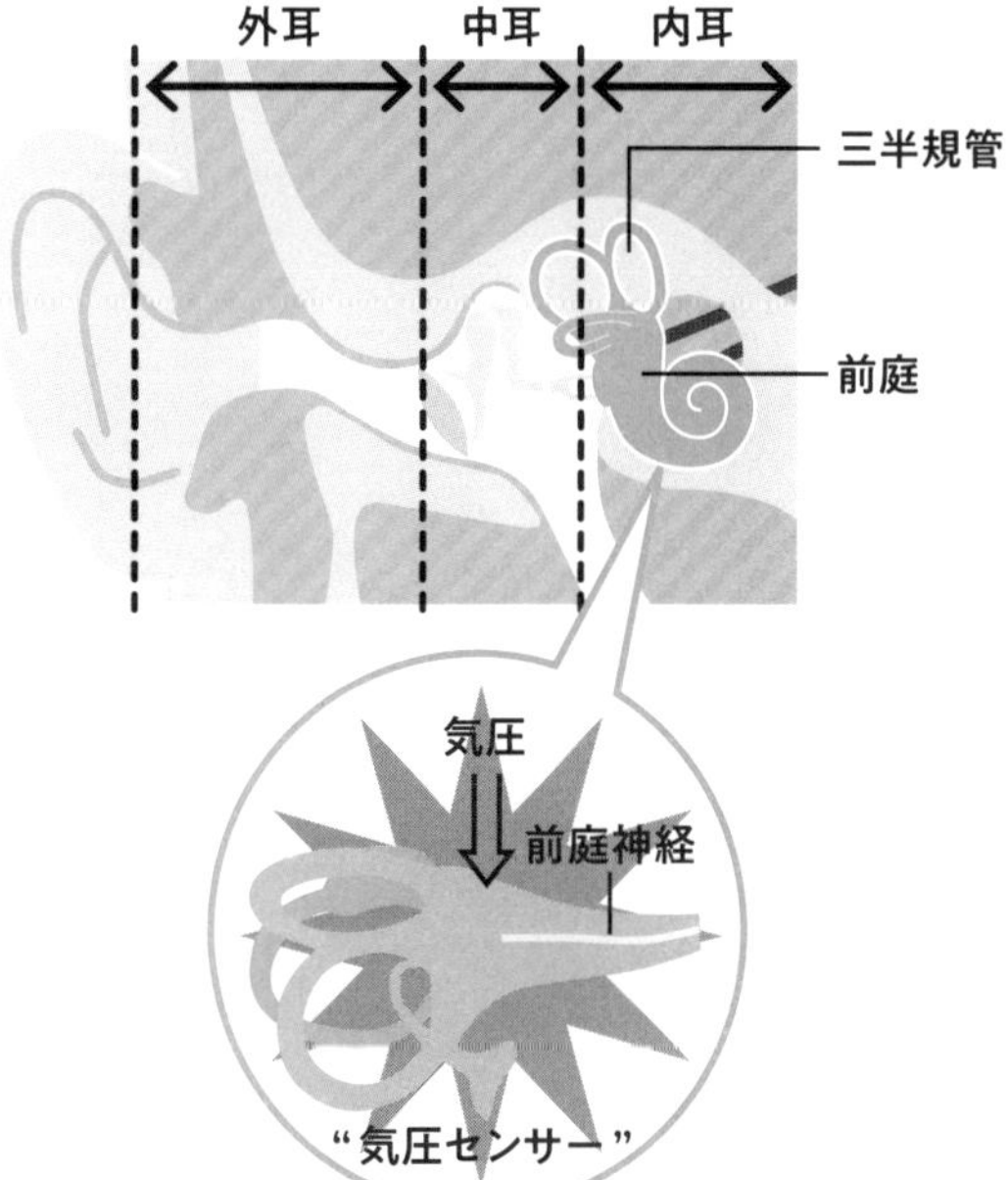
外耳
中耳
内耳
三半規管
前庭
気圧
前庭神経
“気圧センサー”

内耳は平衡感覚をキープ、
気圧の変化も感知
→自律神経に影響を及ぼすことも

体を一定の状態に整えようとしてくれる「自律神経」

ここで、自律神経についても少し触れておきましょう。
医学博士の舟久保先生も「気圧の変化による体調不良には、自律神経が大きく関係しています」と話します。

自律神経は呼吸や消化、循環、排せつといった体の機能を自然に調節する神経系で、交感神経と副交感神経に分けられます。

▼交感神経は興奮状態や緊張した状態のときに優位になる
▼副交感神経は安静状態や休息状態のときに優位になる

という働きがあります。

交感神経と副交感神経は互いに作用を打ち消しながら体のバランスを取っています。例えば交感神経が優位で心臓がドキドキしているときには、副交感神経が働いて状態を落ち着かせようとします。交感神経と副交感神経が互いに作用しあう様子を、舟久保先生は「シーソーのよう」だと表現します。

これは、人間は生命を維持するため、外部の環境変化に対応し、体の内部環境をほぼ一定に保とうとするからです。

この働きを恒常性（ホメオスタシス）と言い、例えば暑いときに汗をかいたり、寒いときにブルブル震えたりするのも、体温を一定に保とうとする自然な反応です。

こうした働きのある自律神経が乱れると、体調にも影響が出てしまうのです。

内耳から自律神経へ情報が伝わり、バランスが崩れます

内耳が気圧の変化をキャッチすると、交感神経が優位に働いて体を環境の変化に合わせようとします。健康な人ならその次に副交感神経が働いて、体の状態のバランスを保とうとするでしょう。

しかし睡眠不足やストレス・疲労などで体調に問題があったり、もともと内耳の機能が敏感だったりする人は、気圧の変化をきっかけに自律神経のバランスが崩れやすくなります。

それによって交感神経が優位な状態が続くと、痛みを感じる神経が強く刺激されて頭痛や神経痛を引き起こしたり、逆に副交感神経が優位に立ちすぎると、眠気やだるさが現れたりするのです。

気圧変化とそのときの状態のかけ合わせで不調が起こる

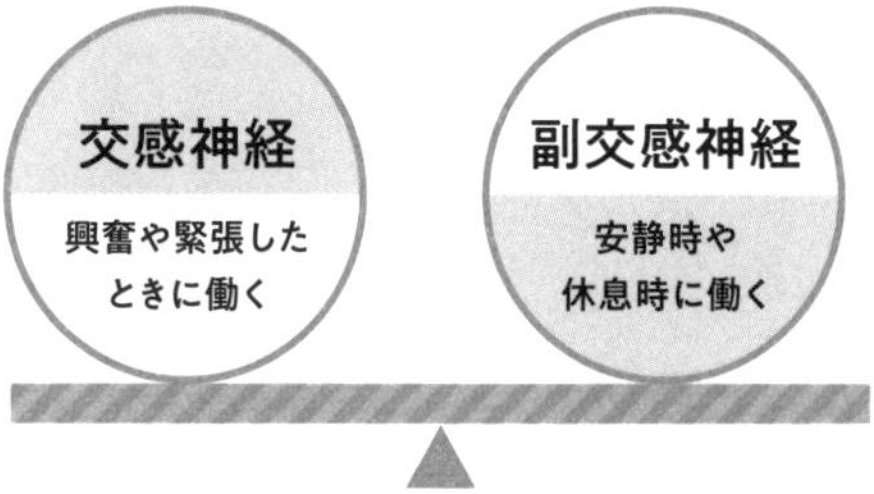
交感神経
興奮や緊張したときに働く
副交感神経
安静時や休息時に働く

自律神経はシーソーのよう

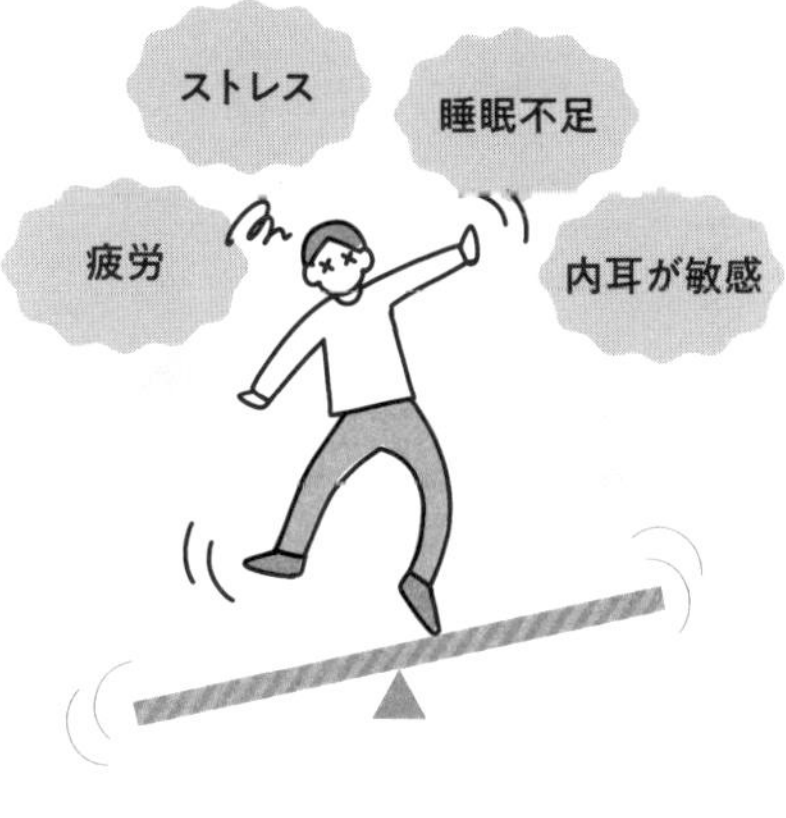
ストレス
睡眠不足
疲労
内耳が敏感

気圧の変化で自律神経のバランスが崩れて不調につながる

体内の水分量が影響しているかもしれません

また、東洋医学では体調を悪くする余分な水分を「湿邪《しつじゃ》」と呼び、「頭が重い」、「体がだるい」といった諸症状の原因になっていると考えます。

原因は、体内に余分な水分が取り込まれ、うまく排出できないから。さらに自律神経の乱れがあると、頭痛や胃腸の不調などにもつながりやすくなります。梅雨時に体調を崩す人が増えるのも、過剰な湿気による「梅雨だる」です。

そうならないよう、東洋医学では漢方薬やツボ押しなどで体内の余分な水分を排出。また、利尿作用がある食材を食べたり、運動で汗をかいたりして、むくみ解消を図ります。122ページでは、効果的なレシピをご紹介。

梅雨時に体調を崩しやすい人は、「湿」のコントロールにも目を向けてみると、体調が改善するかもしれません。

気圧の変化で……

めまいがします

▼ふわふわした感じのめまいがして、横になっていたい
▼座っていて動かない状態でも、頭がぐるぐるするようなめまいがする

めまいは、内耳や脳が何らかの原因で不調をきたし、体のバランスが崩れたときに起きやすい症状です。原因の一つとして「気圧の変化による自律神経の乱れ」が影響していると考えられています。

めまいも大きく2タイプに分けられます。症状を確認してみましょう。

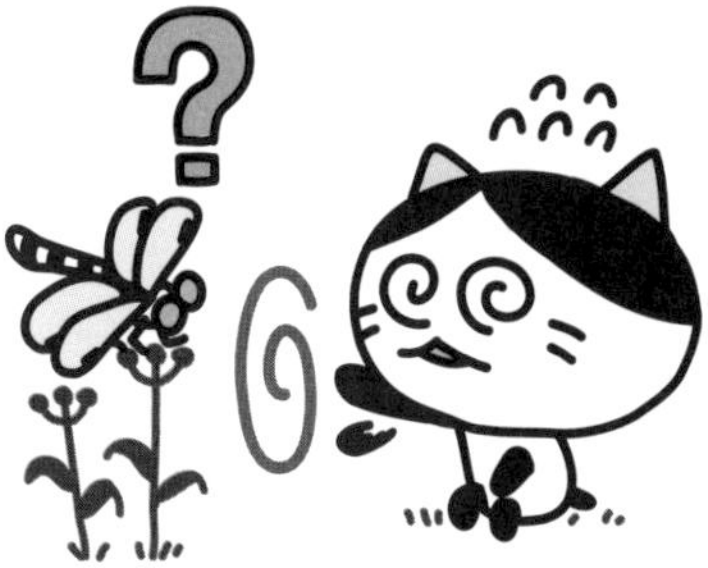

天井や周囲のものが回っているように感じます

天井や周囲のものが回っているように感じられるのは「回転性めまい」で、最も多い原因は内耳の異常です。

強い吐き気のほか、耳鳴りや難聴を伴うケースも多くあります。

また、内耳内を満たす液体の過剰な増加が原因で起きる「メニエール病」でも、強い回転性めまいが引き起こされます。メニエール病の方は、前日の気圧上昇（10ヘクトパスカルの上昇）で、メニエール病でない人よりも10%、めまいが起きやすいといわれています。

回転性めまいにはほかにも、内耳のある部分に収まっている耳石（カルシウムの粒）が一部剥がれ落ち、三半規管に入り込んでしまった場合に起きる「良性発作性頭位めまい症」もあります。姿勢を変えたり、上や下を向いたりなど、頭の位置を変えたときによく起きるめまいです。

めまいの原因の多くが内耳の異常であること、また内耳が気圧の変化をキャッチしていることを考えると、気圧変化とめまいには何らかの関連がある可能性はあります。132ページでは耳マッサージ、135ページでは寝るときのおすすめの体勢を紹介しています。

記録をつけて、気圧の変化時にめまいが起きるのが明らかなら、その時間はできるだけ安静にして過ごすとともに、耳鼻咽喉科の受診をおすすめします。

回転性めまいでも、脳の病気で起きている可能性もゼロではないので注意が必要です。受診して病気が見つかったら適切な治療を受けられますし、めまいに伴う吐き気がある場合は、吐き気止めの薬を処方してもらえます。

自分自身がふらふらして宙に浮いている感じがします

自分がふらふら浮いているように感じられるのは「浮動性めまい」で、脳に何らかの障害がある場合や、自律神経の異常、睡眠障害、うつ病など心因性の病気、薬の副作用などが原因と考えられます。

頻繁に繰り返している、長期間にわたって続く、意識障害や激しい頭痛、けいれんや手足のしびれなどの症状を伴う場合は、できるだけ早く医療機関を受診しましょう。めまい症状に加えて、このような症状がある場合は脳の疾患である可能性が非常に高いです。

そのため耳鼻咽喉科の先生の診断で、神経内科や脳外科などを紹介されるケースもあります。

内耳や脳に不調をきたすと めまいが起きやすい

回転性めまい

天井や周りのものが回っているように感じる

- 強い吐き気
- 耳鳴り・難聴もセットで起きる

原因
内耳の異常、メニエール病、
耳石が剝がれて三半規管に落ちている

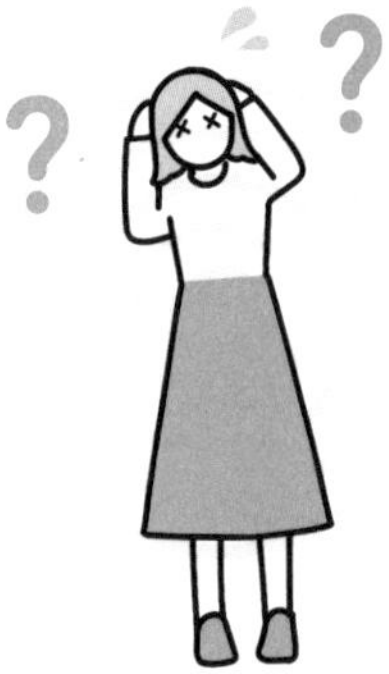

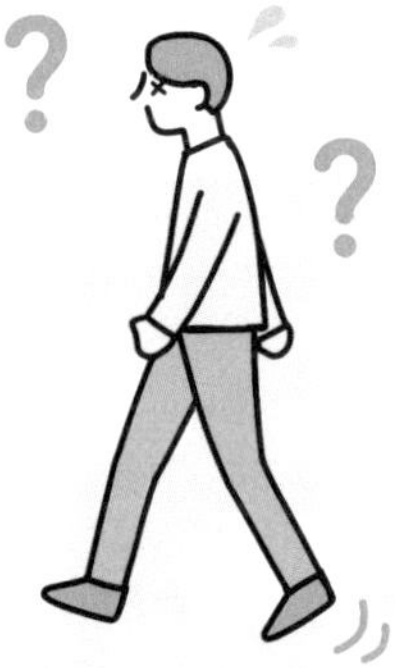

浮動性めまい

自分がふらふら宙に
浮いているように感じる

原因
自律神経の異常、睡眠障害、
うつ、薬の副作用、脳の疾患

**めまいは耳マッサージで改善する場合も。
病気の可能性も考慮しよう**

気圧の変化で……

イライラ、モヤモヤします

雨が降っていたり、雲に覆われて気温も低かったりする日はそれだけで憂鬱になる人も多いことでしょう。

気象と心の状態には深いつながりがあります。気圧の低下時にメンタルが落ち込み、うつ病のような気分障害が起きることを明らかにした研究もあります。[*2]

頭痛ーるのユーザーアンケートでも、「気圧が下がっているときは後頭部がモヤモヤとして、うつっぽいです」、「憂鬱な気持ちになり疲れやすく、無意識

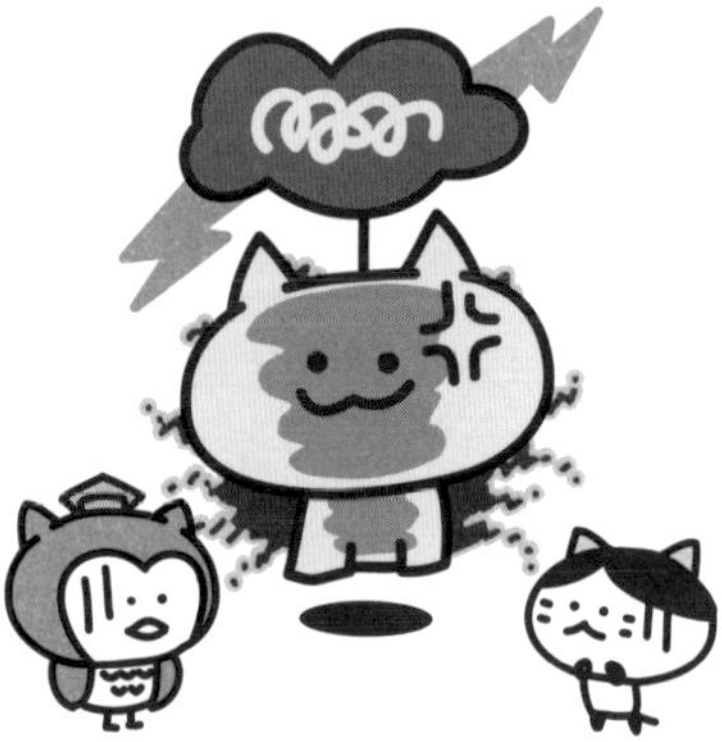

のため息も増えてしまう」といった経験談がありました。

また「精神的にイライラして、集中力が極端に落ちる」、「不安といら立ちの感情の振れ幅が大きい」、「ひたすら怒りやすくなる」など、気持ちが不安定になる様子も見受けられます。

自律神経の乱れ×気圧の変化が不調を引き起こします

飛行機で上空に上がったり、高い山に登ったりすると、スナック菓子の袋がパンパンにふくれ上がった経験はありませんか？　これは高い高度で気圧が低下し、スナック菓子の袋を外から押していた空気の力が弱まったために、袋内の空気がふくらむ現象です。

鍼灸師の森田遼介さんは、気圧が下がると、スナック菓子の袋と似た現象が体内の血管でも起こる、と言います。

血管は弾力性があり、低気圧の状況下では外圧が弱くなって広がり、逆に高気圧だと外圧に押されて収縮しやすくなります。自律神経が正常に機能しているときは、このような血管の変化に自然と対応でき、血管が拡張したときは交感神経が働いて血管を収縮させます。

しかし、日ごろの疲れやストレスの蓄積などで自律神経の働きが乱れている人は、血管の拡張・収縮の調整がうまくできず、気圧の変化があったときに頭痛などの不調を引き起こしやすいと考えられているのです。

また「自律神経は血管の働きだけではなく、脳や内臓の働きなどもコントロールしています」と森田さん。そのため気圧の低下で副交感神経が優位になると、重だるさや眠気、むくみ、気持ちの落ち込み、ネガティブ思考などになりやすいと言います。

逆に、気圧が上昇して交感神経が優位な状態になると、首や肩のこり、眼精疲労、イライラ、のぼせ、気持ちがハイテンションになる、といった症状が現

そのイライラ、落ち込みも
自律神経の乱れのせいかも

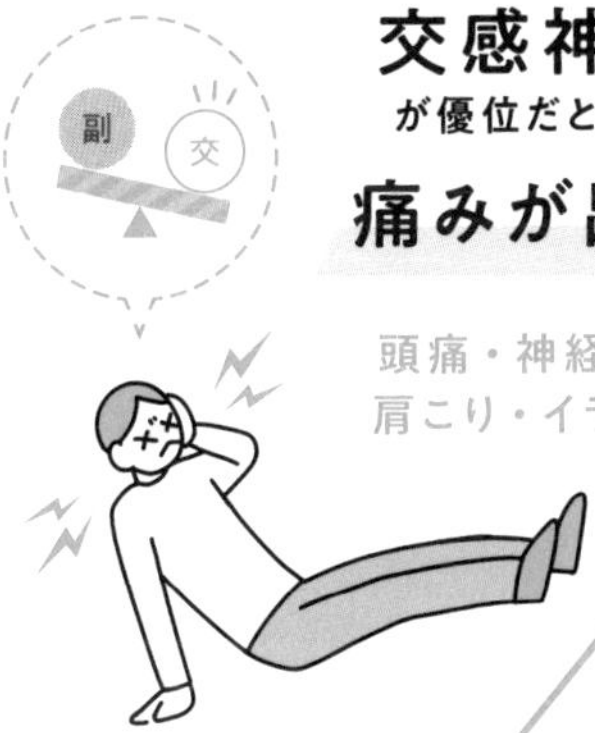

交感神経
が優位だと……
痛みが出る

頭痛・神経痛・
肩こり・イライラ

副交感神経
が優位だと……
だるさが出る

重だるさ・眠気・
むくみ・気持ちの落ち込み

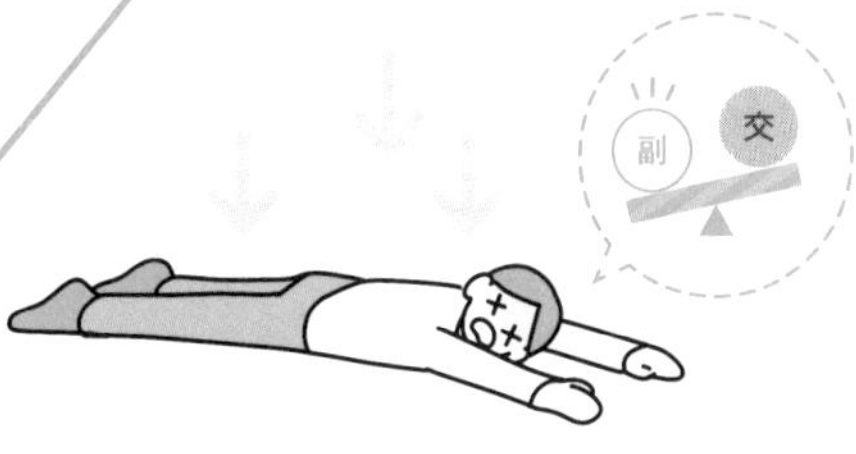

自律神経の乱れは
体にも心にも影響を与える

れやすくなります。自律神経の乱れは、体と心の両方に影響を与えるのですね。

最近、Twitter などでは「#気圧のせい」というハッシュタグがよく見られます。気圧の変化でつらいときには、しっかり休むことも大切です。

また、149ページでは不調の捉え方のヒントも先生に教えてもらいました。できそうなことから、試してみましょう。

気圧の変化で……
体に痛みが出ます

気圧の低下とともに、関節の痛みや神経痛が顕著に現れる、という人がいます。

そのメカニズムははっきりと分かっていませんが、気圧の変化によって脳が何らかの影響を受け、関節の痛みをより強く生じさせている可能性があります。

関節リウマチの患者データと気象庁の気象統計情報を照らし合わせた結果として、気圧が低くなると症状が悪化する人が多いことが研究で明らかになっています[*3]（2014年、京都大学医学部附属病院の研究チーム）。

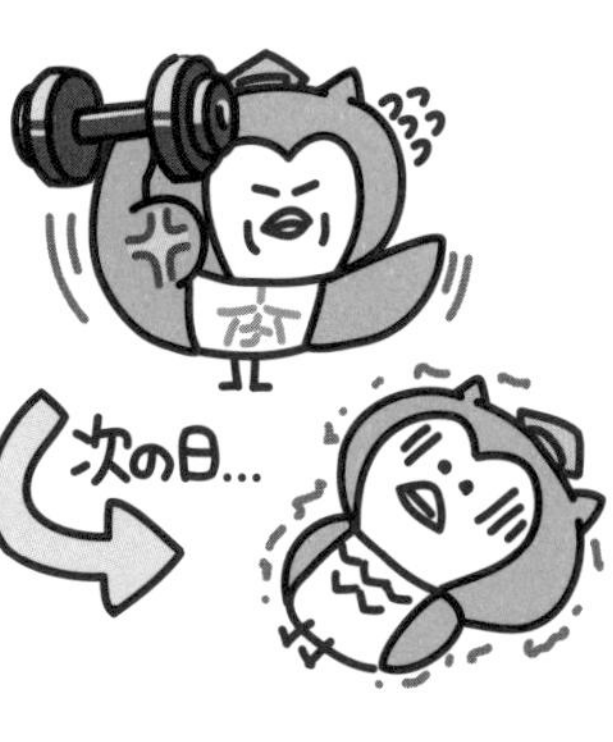

同様に気圧の低下時は肩こりや腰痛を強く感じる人、また歯茎や歯がうずくように痛くなる人もいます。痛みを伝える神経が、気圧の変化で通常より強い刺激を伝えている可能性があります。実際、気圧の急激な変化で慢性歯周炎が急性化する、という関連性も明らかになっています[*4]（2015年、岡山大学大学院の研究グループ）。

慢性的な痛みには肉体的な要因だけではなく、精神的・社会的な要因も複雑に関与しています。要因の一つに気圧変化があっても不思議ではありません。140ページから143ページでは、肩こりや腰痛に効くツボをご紹介します。

近年は、慢性的な痛みを伴う疾患の診断や治療を専門に行う痛み外来（ペインクリニック）も増えてきました。

痛み外来で相談し、さまざまな要因から総合的に判断しながら、痛みを解消していくのも有効でしょう。

女性の体と頭痛の関係

頭痛と月経の関係を知りましょう

片頭痛の場合、多くはストレスや過労、睡眠不足が悪化の原因になりますが、女性は月経（生理）周期に伴って症状が強く出る人がいます。その原因について産婦人科医の清水なほみ先生は「女性ホルモンの一つであるエストロゲン（卵胞ホルモン）が頭痛に関連しているから」だと言います。

エストロゲンの分泌量が「増えて、減る」タイミングは月経周期の中で2回あります。1回目が排卵の時期、2回目が月経直前から月経初日にかけてです。

詳しいメカニズムは分かっていませんが、このエストロゲンの分泌量が「増えて、減る」時期に、もともと片頭痛がある人に症状が現れやすい、と清水先

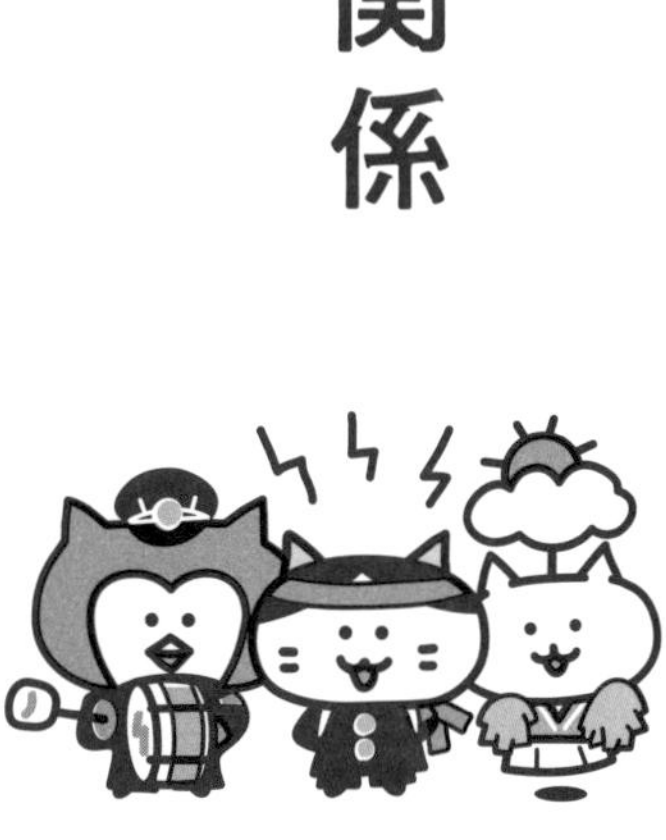

生。月経周期で引き起こされる片頭痛は、気圧の変化や心身の疲労状況によっても時期や程度が変わります。

また月経期間中に鈍い下腹部痛や腰痛を訴える人はたくさんいますが、中には、頭痛や吐き気、嘔吐、下痢などの症状を伴う場合もあります。月経期間中だけに起きるのが特徴で、他の時期には症状は見られません。

さらに月経前に体がむくんだり、イライラしたりする「月経前症候群（PMS）」の症状として頭痛が出る人もいます。

月経前症候群は、排卵後から月経直前までの時期に起きる不快な症状や体調不良のこと。排卵して月経が始まるまでの間は、分泌量が増えるプロゲステロン（黄体ホルモン）の影響で、水分が体にたまりやすくなります。そのことが原因で頭痛やめまい、吐き気を引き起こしやすくなっていると考えられます。月経が始まると同時に頭痛が治まるのであれば、月経前症候群が影響している可能性が高いと言えます。

月経周期の中に片頭痛が起きやすいタイミングがある

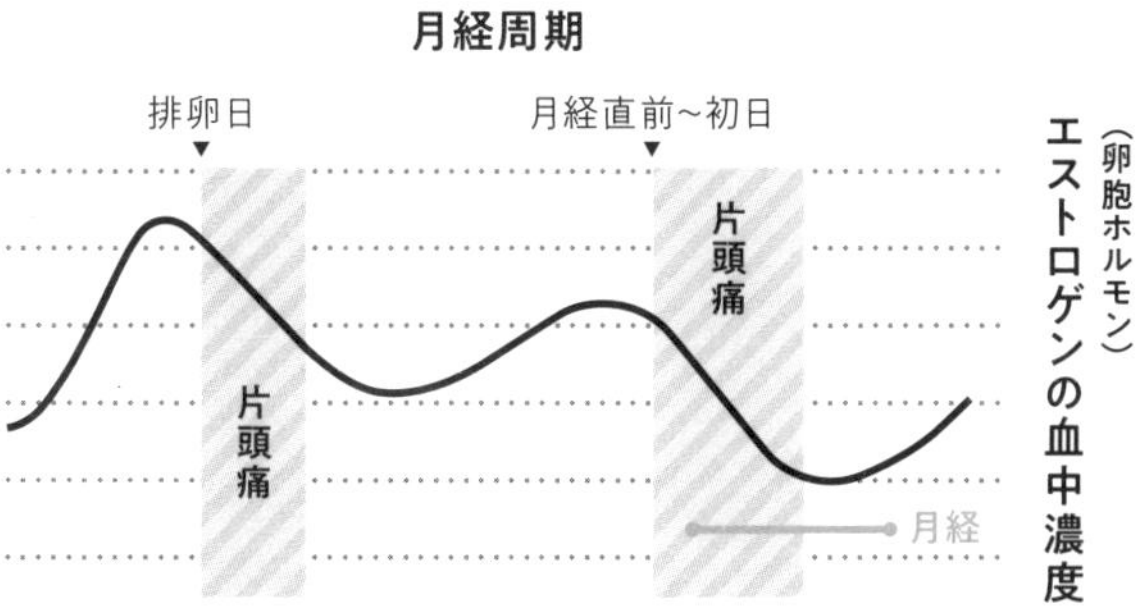
月経周期
排卵日
月経直前〜初日
片頭痛
片頭痛
月経
エストロゲンの血中濃度
（卵胞ホルモン）

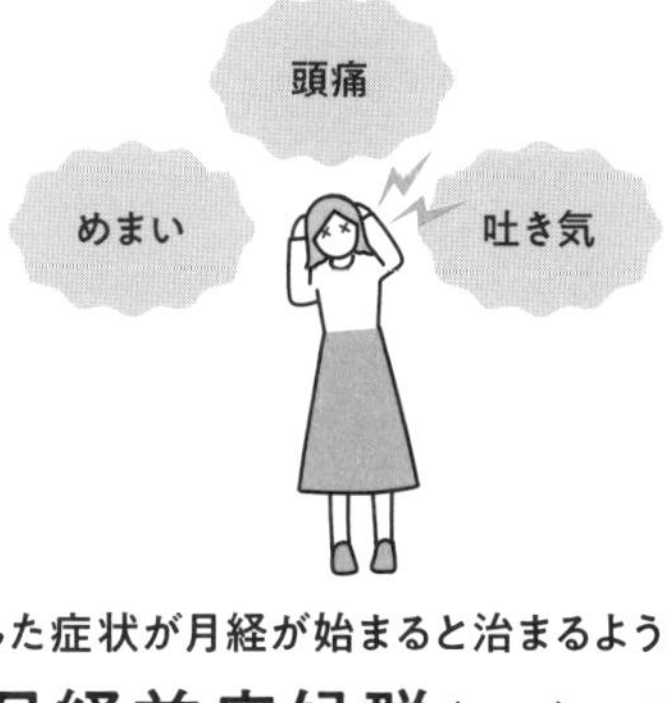
頭痛
めまい
吐き気

こうした症状が月経が始まると治まるようなら……

月経前症候群（PMS）の可能性も

体調変化の理由を把握して、コントロールしよう

更年期障害は「脳の空回り」

更年期障害でも、頭痛の症状が強まる人がいます。更年期障害とは、閉経前後のおよそ10年間で、女性ホルモン（エストロゲンなど）が急激に減少するために発汗や動悸、疲れやすさなどの症状が出ることです。

更年期障害はなぜ起きるのか、そのメカニズムを考えてみましょう。

閉経が近づくにつれて卵巣機能が低下すると、女性ホルモンが減少し始めます。この状況に危機感を持った脳は、卵巣に「ホルモンが足りない！　もっと作って！」と命令を送るのですが、卵巣の機能は低下しているため命令には応えられません。

いわば脳だけが「空回り」している状態です。この影響で自律神経が乱れる

更年期障害でも頭痛が起きる

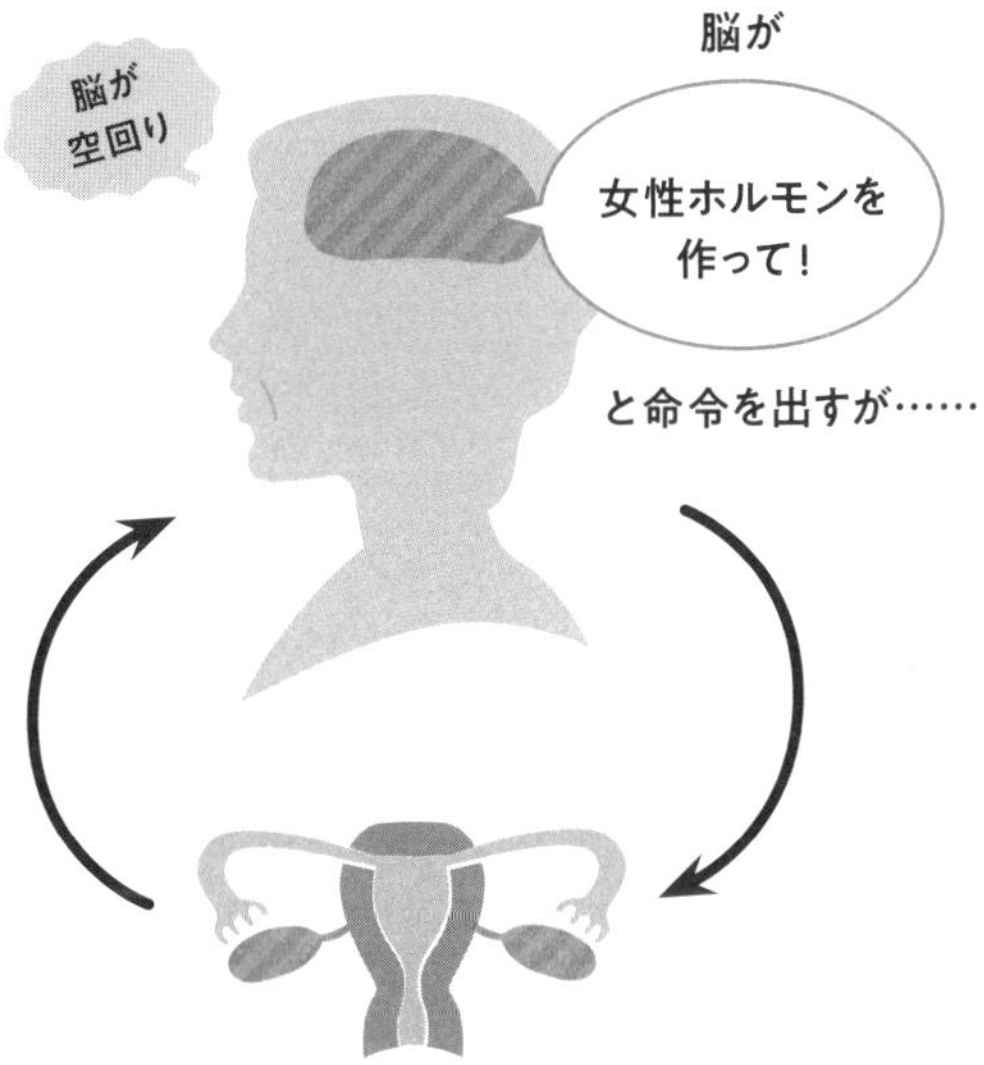
脳が
空回り
脳が
女性ホルモンを
作って!
と命令を出すが……
機能が低下しているため
卵巣から女性ホルモンが分泌されない

この影響で
自律神経が乱れ不調を引き起こす

体の声に耳を傾けて
ペースを切り替えてみよう

と、頭痛をはじめ、さまざまな体調不良が引き起こされます。

でも、安心してください。

脳がホルモンの減少を認識し、落ち着いた状態になれば、更年期障害の諸症状はなくなります。

落ち着くまでに時間がかかり、日常生活に支障が出る場合は産婦人科医に相談してみましょう。脳の混乱を抑える程度の、適度なホルモン補充の措置をしてもらえる場合もあります。若いころと同じホルモン量にするのではなく、減少のペースをゆっくりにするためのホルモン補充です。

「今まで全速力で走るような毎日を送ってきた女性が、ホルモンの減少で、エコな走り方に切り替えなければいけないのが更年期。これまでのような走り方は無理です、という体の声に耳を傾けて、ブレーキを踏みつつ、上手にペースを切り替えられている人は更年期障害の諸症状があまり出ません」（清水先生）

50代前後は、ちょうど子どもの独立や親の介護などライフステージの変化のある時期。更年期を、これからの生き方について見つめ直す良い機会だと捉えてみると良さそうです。

自分の人生を整える、という気持ちで

このように女性は月経に伴うホルモンの変動でも不調をきたしやすいのですが、清水先生は「まず月経や天気に振り回されるのをやめましょう。体調の悪さを月経や天気の〝せい〟にするのは簡単ですが、できるだけ自分で体調をコントロールする、という主体的な姿勢に変えていきましょう」と強調しています。

例えば月経前症候群や更年期障害の症状があるなら産婦人科医に相談し、ホルモン補充やピル・漢方薬の処方など適切な治療を受けて体調を改善しましょう、と呼びかけています。

「誰もが毎日、元気なわけはなくて、いろいろな出来事がある中で体調は変化します。けれど、この時期は体調を崩しやすいから、あらかじめ漢方薬を飲ん

でおこう、とか、忙しい予定があるから次の月経周期をずらしたい、など、主体的に体調をコントロールする姿勢でいれば、心身にかかるダメージを最小限に抑えられます。自分の意思で自分の人生を整えていく、という気持ちをぜひ持ってください」（清水先生）

COLUMN

アンケートで聞いてみました

気圧の変化による不調は、人それぞれ。
身近な人にも、なかなか理解してもらえない
という方もいらっしゃるかもしれません。
頭痛ーるのユーザーの方に、
アンケートに答えてもらいました。
みんな、どんなつらさを抱えているのか、
一緒に見てみましょう。

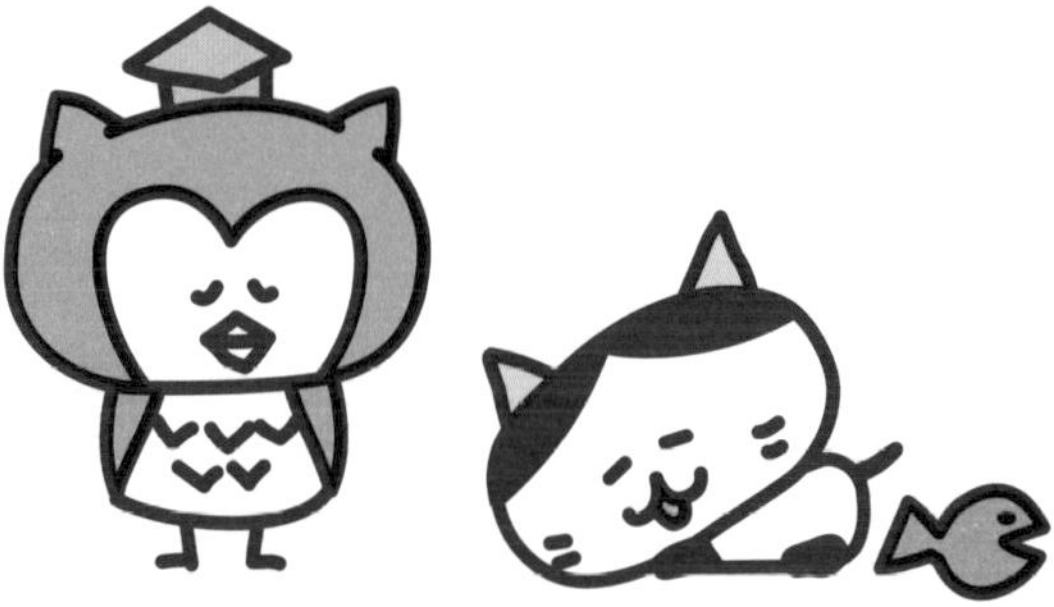

Q「気象（気圧等）の変化による体調不良」は、週に何回くらいありますか？

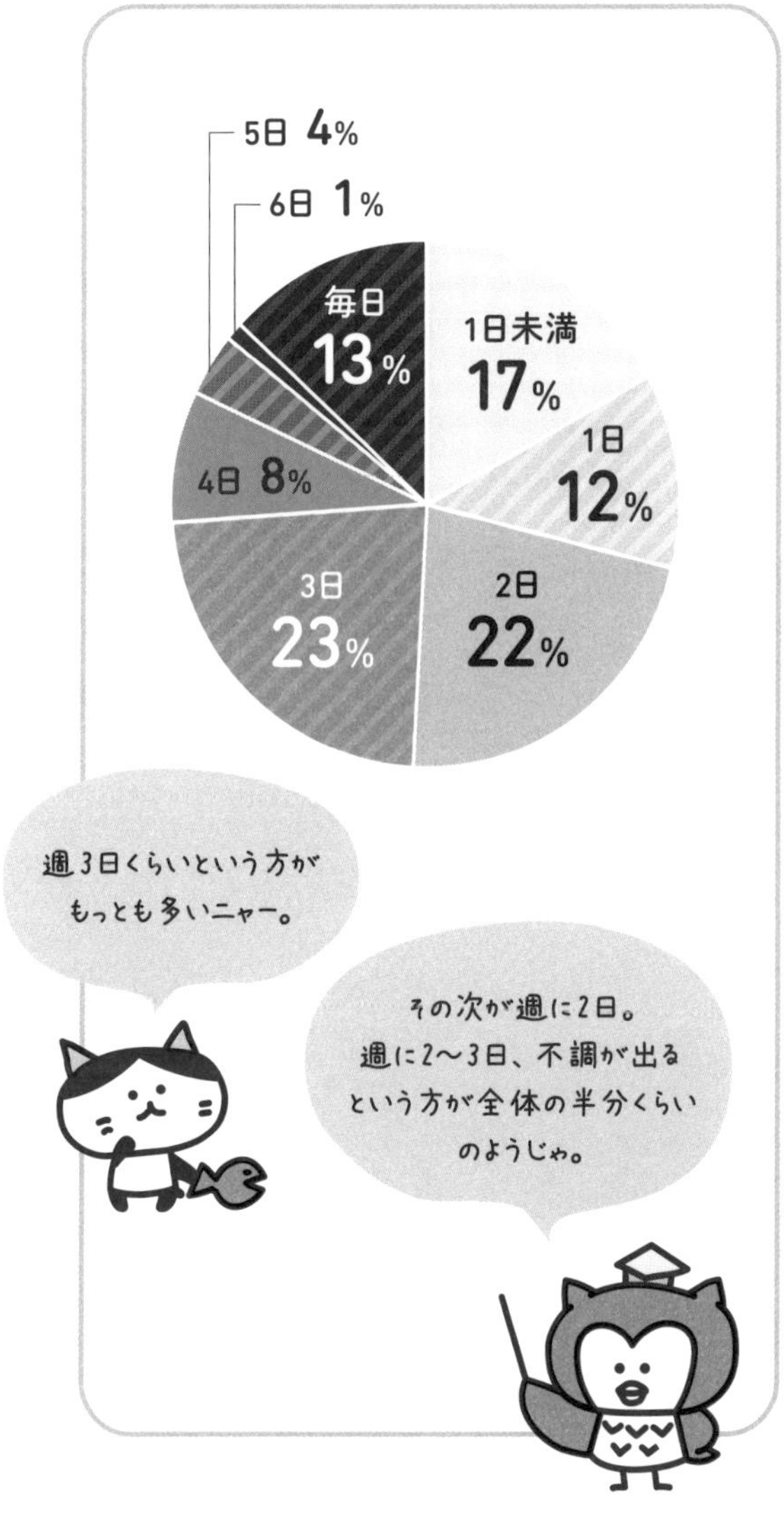
5日 4%
6日 1%
毎日 13%
1日未満 17%
1日 12%
2日 22%
3日 23%
4日 8%
週3日くらいという方がもっとも多いニャー。
その次が週に2日。週に2〜3日、不調が出るという方が全体の半分くらいのようじゃ。

Q どのような気圧の変化で体調不良が起きますか？

みんなの声を聞いてみると……。

- 急に暑くなったり、涼しくなったり、雨模様の日とかに、頭痛があります。
- 下がるときも不調がありますが、急激に上がるときはほぼ確実です、ゲリラ豪雨の前後は特にひどいです。
- 湿度の高い日。
- 下がるときや上がるときどちらもの場合もあるし、強風の日はフワフワしためまいがある。
- 急降下のときと、その後急上昇したとき。緩やかな上昇なら平気。
- 気圧が下がる1日半前に頭痛や眠気を強く感じる。あるいは大きく気圧が下がって、後は上がるだけのときに頭痛がひどくなることが多い。

▼気圧が１０００ヘクトパスカルを切るとき。
▼赤道あたりに台風が発生したとき。

どのような気圧の変化で体調不良が起きますか？

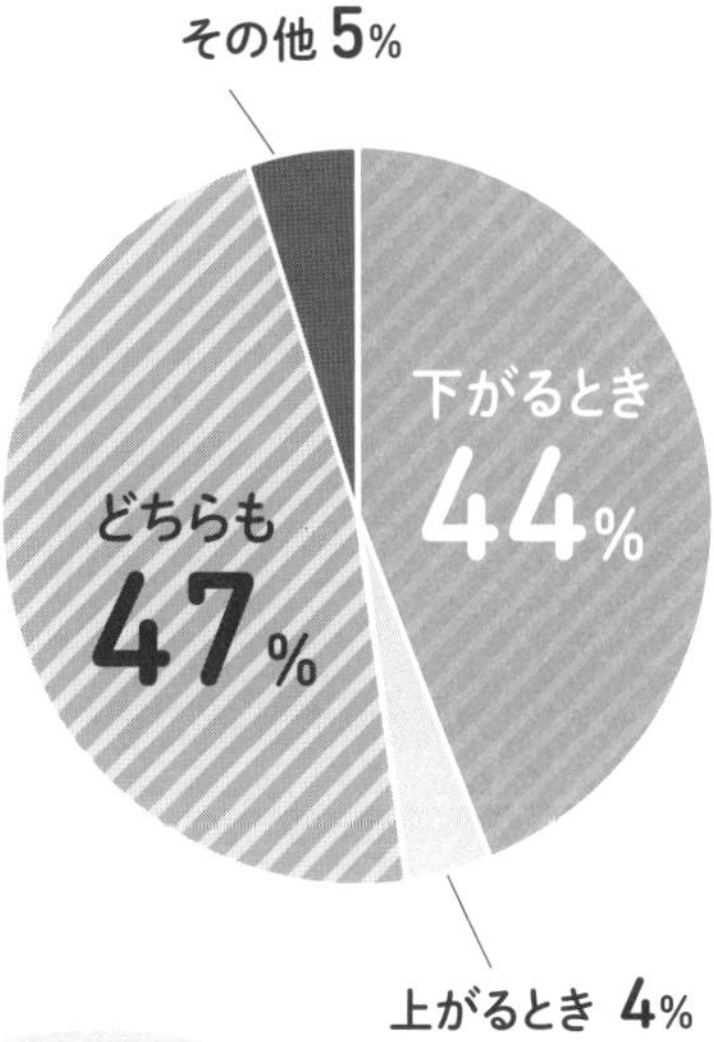
その他 5%
下がるとき 44%
どちらも 47%
上がるとき 4%

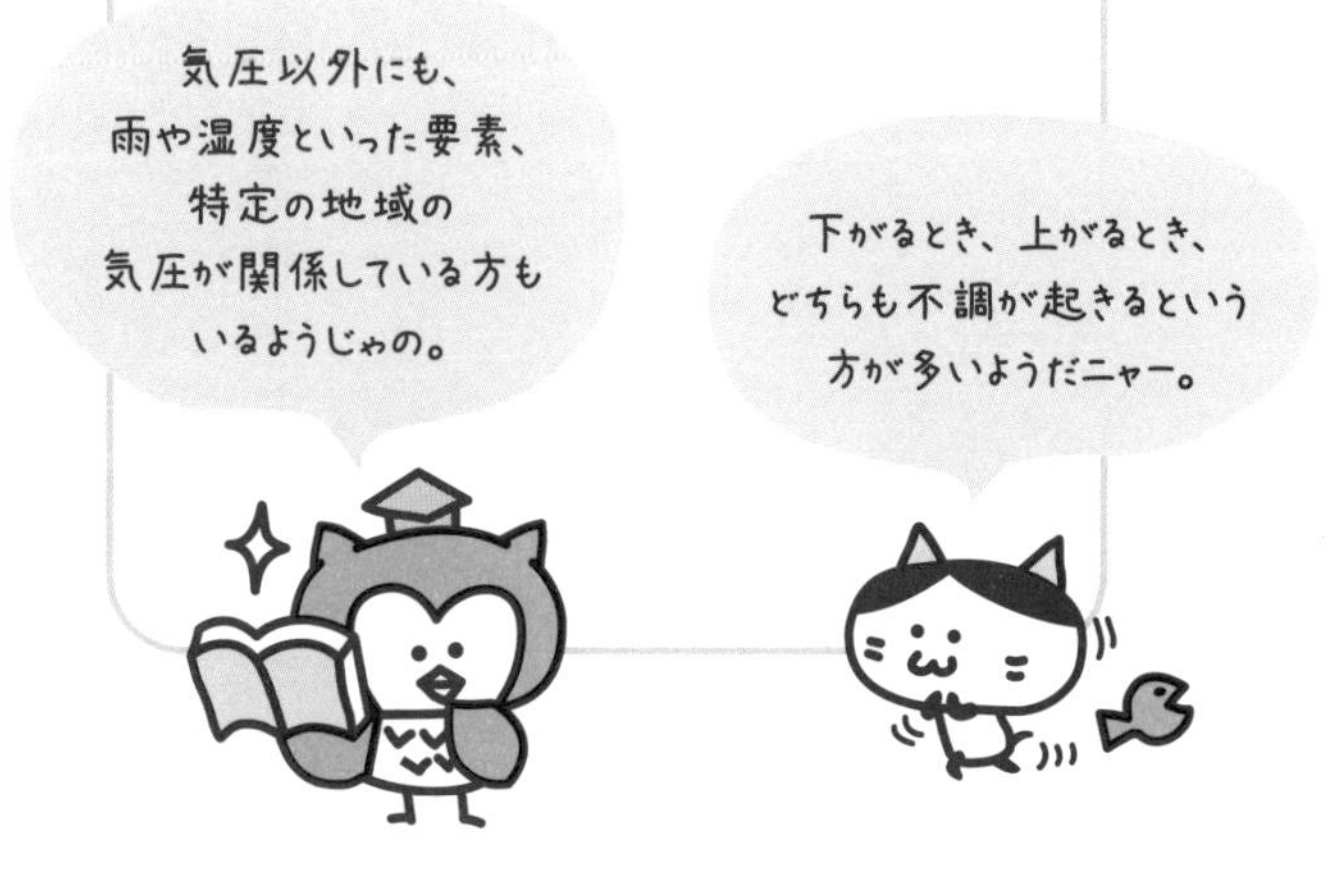
気圧以外にも、
雨や湿度といった要素、
特定の地域の
気圧が関係している方も
いるようじゃの。
下がるとき、上がるとき、
どちらも不調が起きるという
方が多いようだニャー。

Q 「気象(気圧等)の変化による体調不良」は、どういった天気の日に起きることが多いですか?

みんなの声を聞いてみると……。

- 雨の前日、雨が降るか降らないかのとき。
- 天気が崩れる前、雨の前日、台風、風の強い日はつらいような気がします。
- フィリピン沖に熱帯低気圧や台風が発生して近づきはじめたときが結構つらいです。
- 天気の変わり目。
- 満月、新月の日。

「気象（気圧等）の変化による体調不良」は、どういった天気の日に起きることが多いですか？

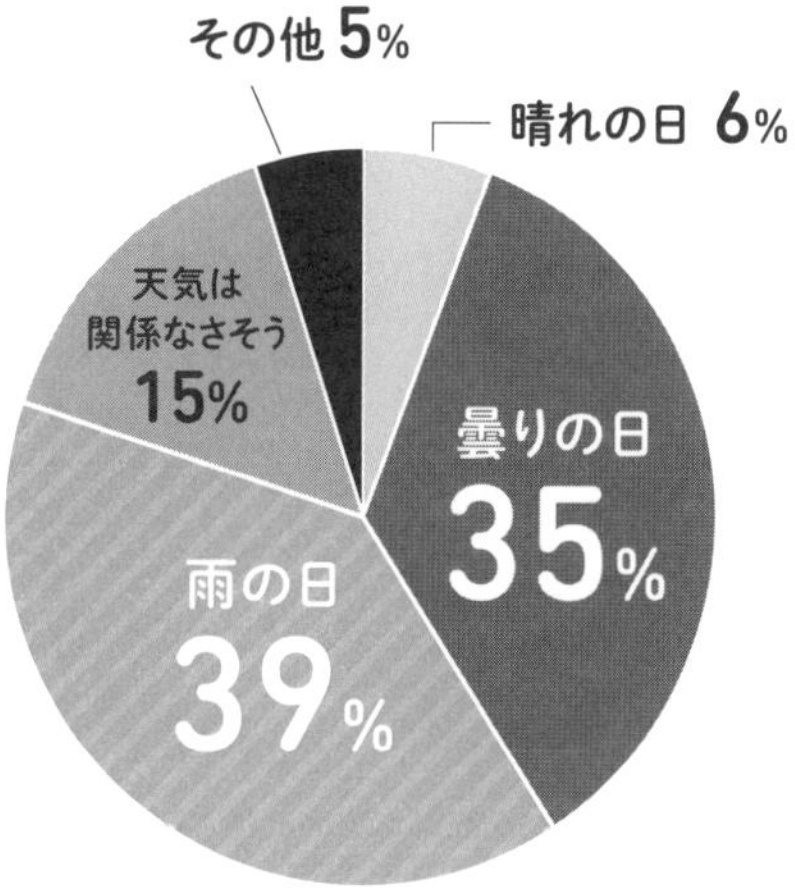
その他 5%
晴れの日 6%
天気は関係なさそう 15%
曇りの日 35%
雨の日 39%

人によってタイミングが異なる部分も見られるの。頭痛ーるの気圧グラフや天気予報を活用して、ご自身の体調を観察してみてはどうだろうか。

やはり雨の日という方が多いみたいだニャー。

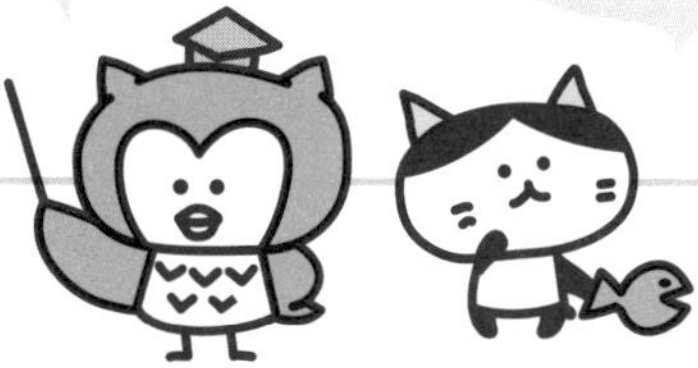

Q 「気象（気圧等）の変化による体調不良」は、どの季節に起きることが多いですか？

「気象（気圧等）の変化による体調不良」は、
どの季節に起きることが多いですか？

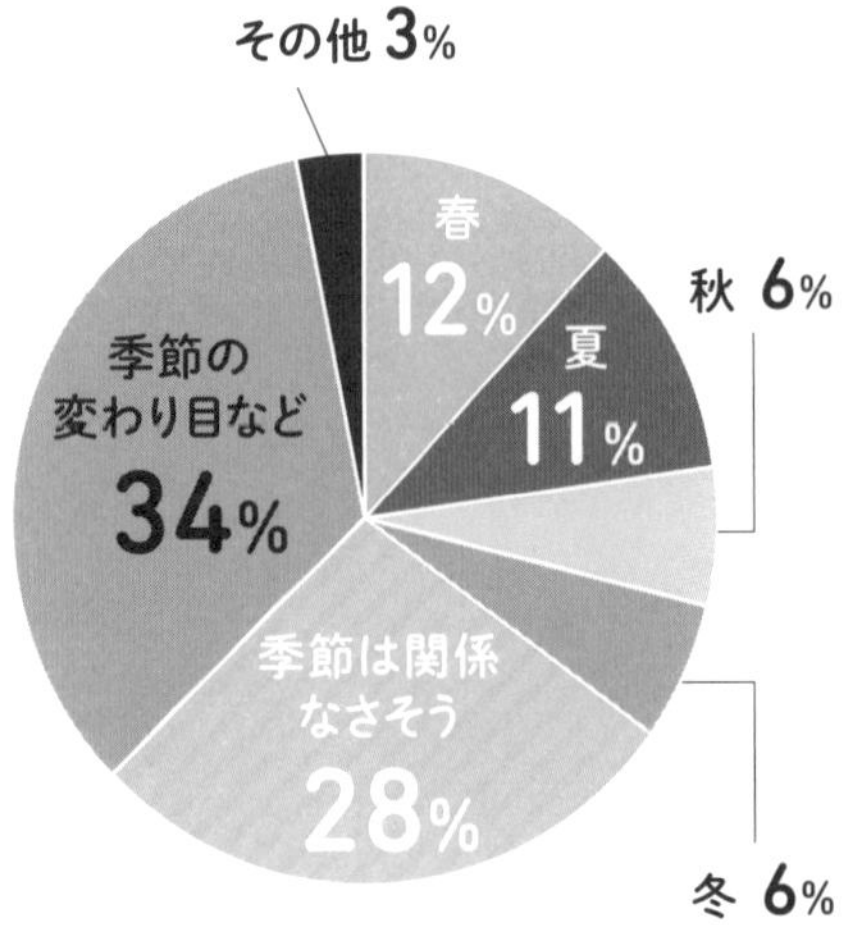
その他 3%
春 12%
夏 11%
秋 6%
冬 6%
季節は関係なさそう 28%
季節の変わり目など 34%

季節関係なく、
気圧の影響を受けている方が
一番多いようニャ。

時期については
「6月、11月」「5月から6月にかけて」
「毎年6月が一番体調が悪いです」
という声もあったのじゃ。

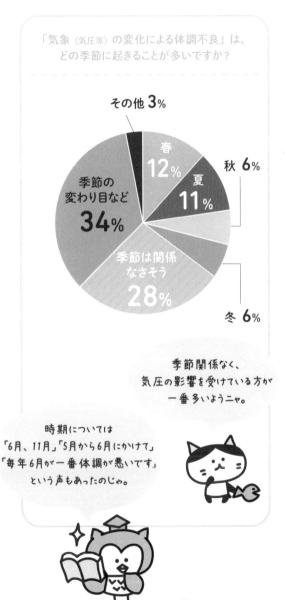

Q

「気象（気圧等）の変化による体調不良」で当てはまるものは何ですか？

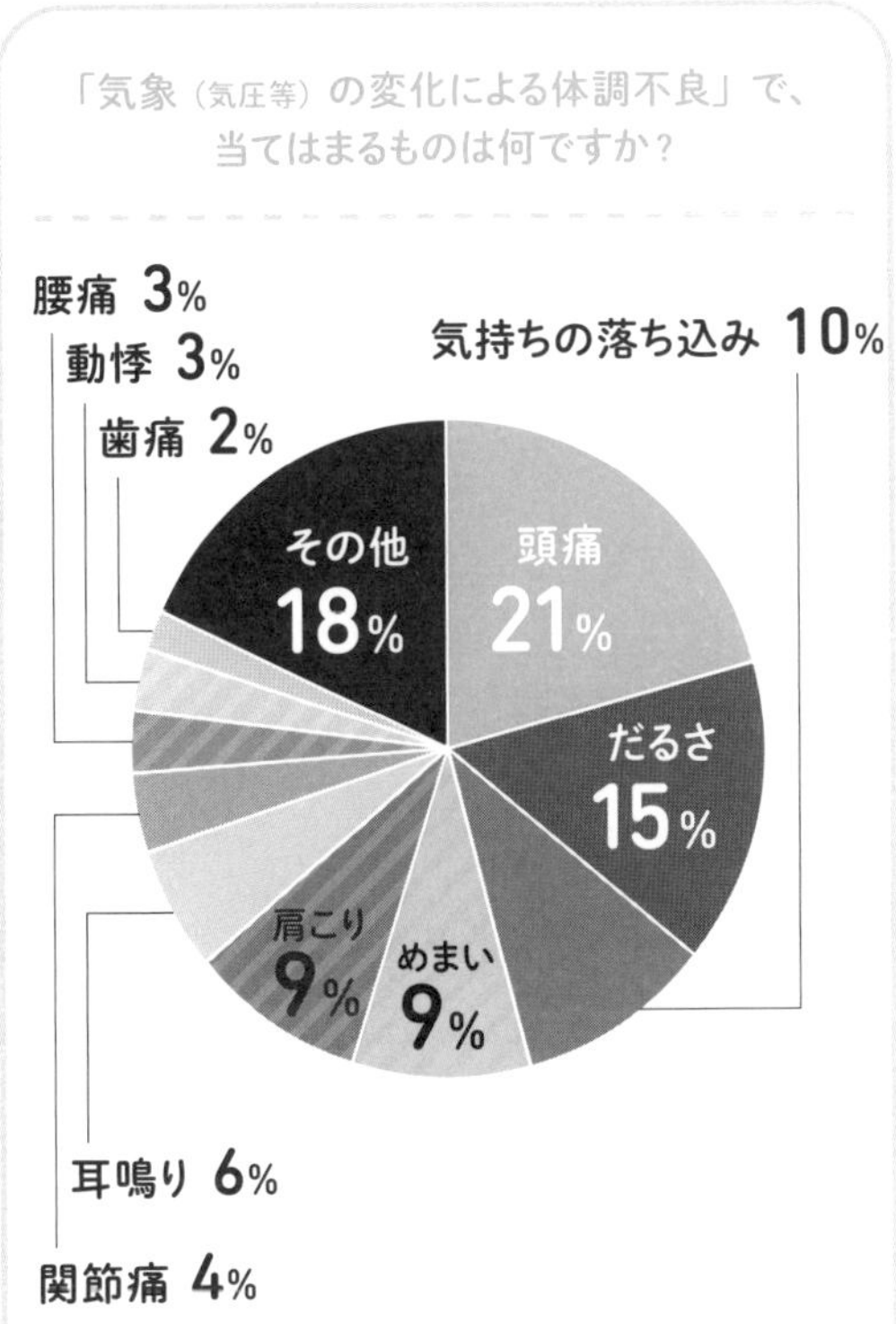
「気象（気圧等）の変化による体調不良」で、当てはまるものは何ですか？
頭痛 21%
だるさ 15%
気持ちの落ち込み 10%
めまい 9%
肩こり 9%
耳鳴り 6%
関節痛 4%
腰痛 3%
動悸 3%
歯痛 2%
その他 18%

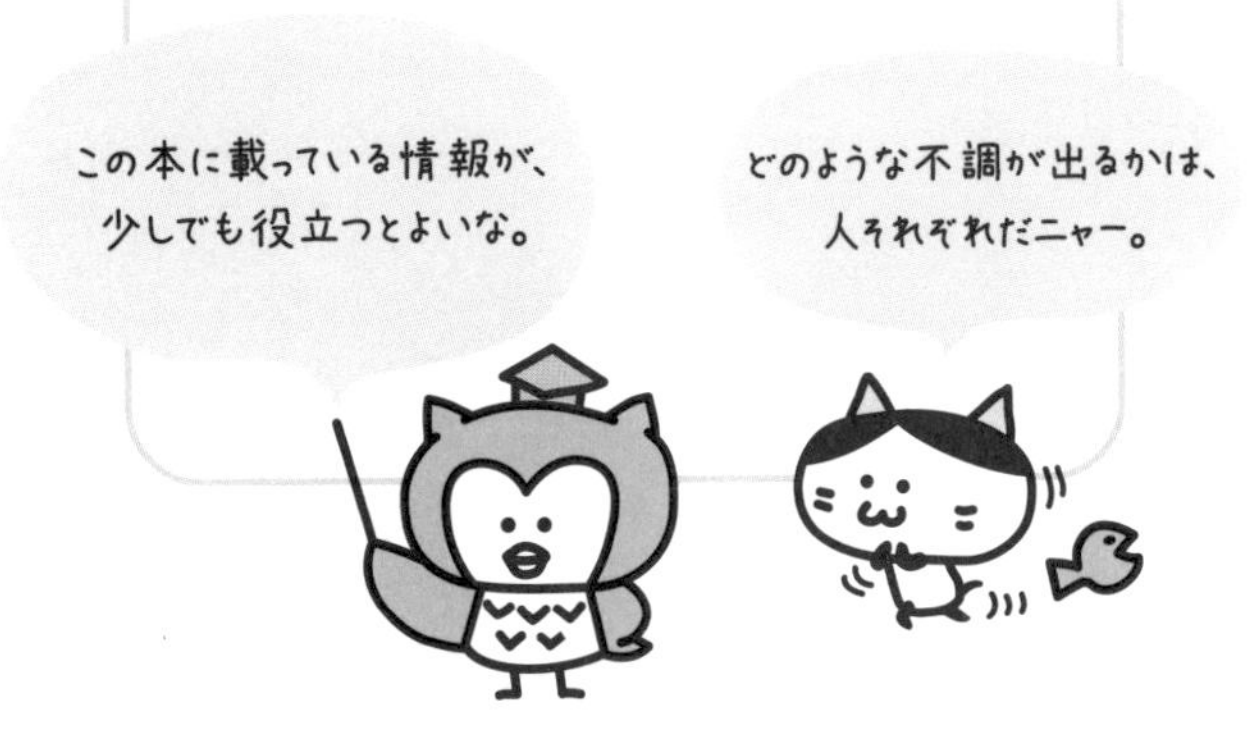
この本に載っている情報が、少しでも役立つとよいな。
どのような不調が出るかは、人それぞれだニャー。

Q 症状が現れたときの感覚や、体験をお教えください。

- 薬を服用する程ではないが、じみーにずーっと頭痛がある。
- 頭に岩が載っているくらい重くなって、思うように動けない。
- 主に頭痛で、吐き気が伴うこともある。
- 体が重たく言うことを聞かない。何もしたくないしできない。
- 常に酸素が足りない感覚。片頭痛や、頭がボーッとして息苦しく、少し動いても疲れる。しんどい。気分が上がらない。
- 平衡感覚がおかしくなるような感じで、乗り物酔いのように気持ち悪く、吐き気を感じる。
- とにかく頭が寝ていても痛いし、動悸で目覚めてしまう。眠れない。
- 頭がボーッとして、眠気とは違う頭の働かなさがある。ズドーンと全身重い感じ。

▼雲がかかったような頭痛とともに、肩こりがひどくなり、目の奥が痛くなってきて、そのまま我慢し続けると、吐き気に襲われる。匂いや強い光にも敏感になる。

アンケート実施期間：2021年6月15日〜7月15日
有効回答数：4772件
対象者：頭痛ーるアプリユーザー

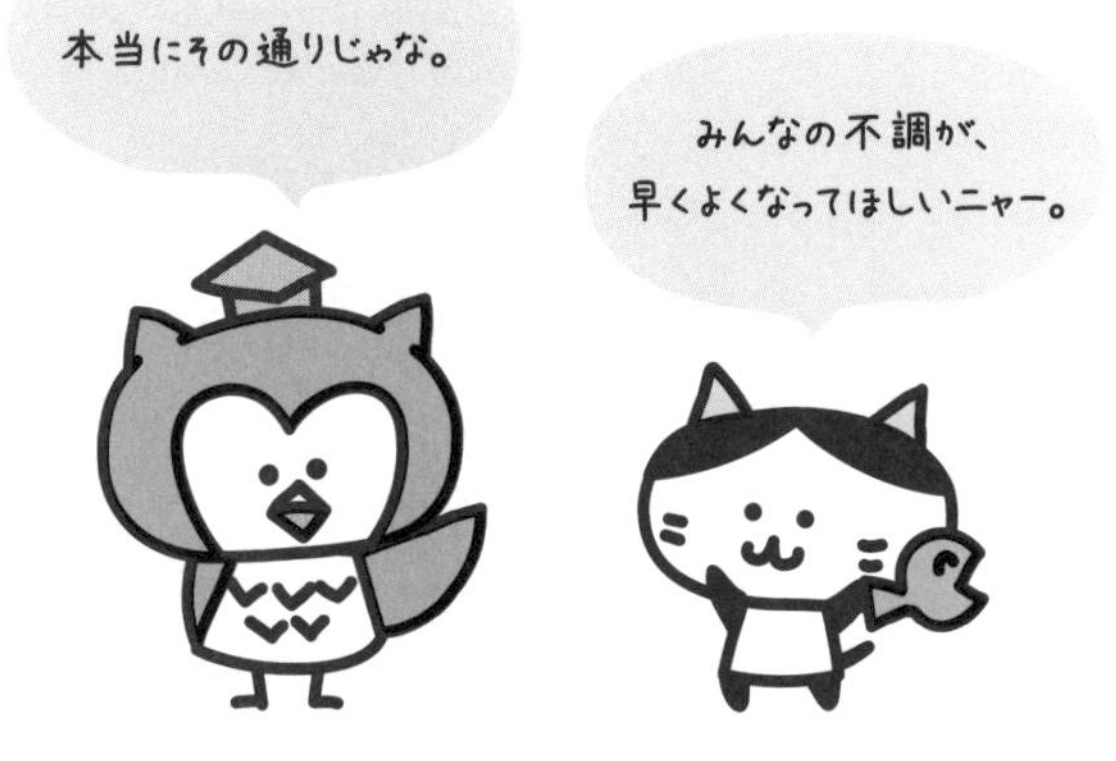
本当にその通りじゃな。
みんなの不調が、
早くよくなってほしいニャー。

できそうなことから1つずつ、
生活に取り入れてみるのじゃ。

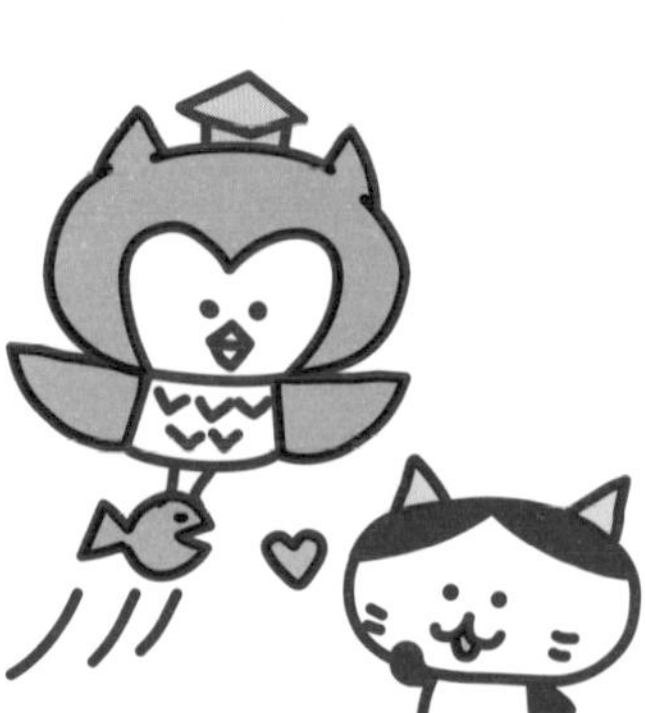

PART 2

すぐにできる日々の習慣

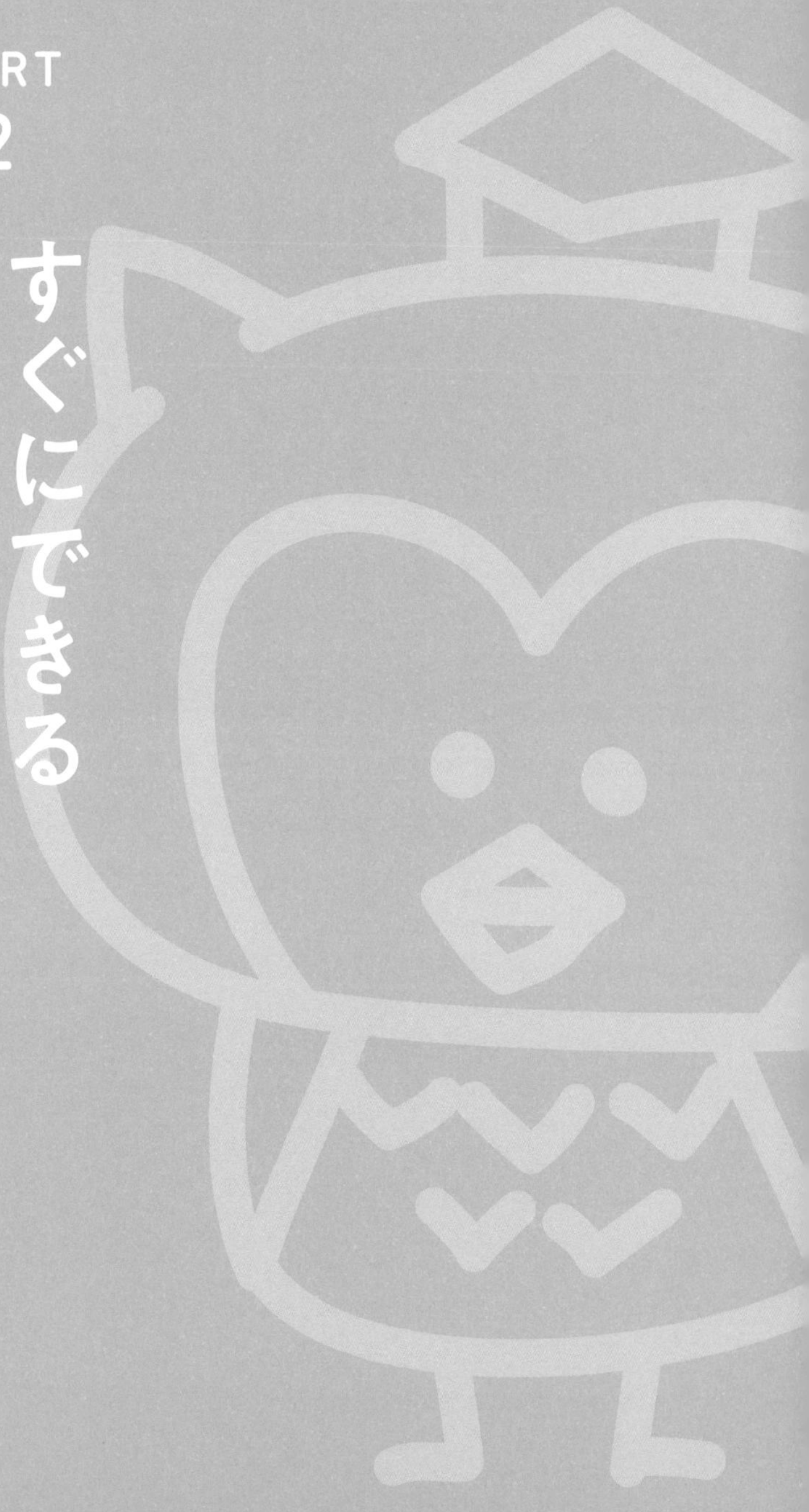

日々、色々な不調を抱えながら生活するのは、本当にしんどいことです。

PART2では、専門家の方々から教わった「今日から取り入れられる生活習慣」をまとめてみました。

最初にご紹介するのは、「予防のための習慣」。自分が影響を受けやすい気圧の変化が起きる前に、試してみてください。

その後に「睡眠」「頭痛」「だるさ」「めまい」「体の痛み」「心の不調」と、それぞれの不調に合わせた習慣を集めました。コツコツ少しずつでも取り入れていけば、きっと気圧の変化から影響を受けにくい体と心を手に入れられるはずです。

PART 2で分かる!

✓ 今日からできる予防の習慣

✓ お悩み別の「ツボ」

✓ 体が整う簡単レシピ

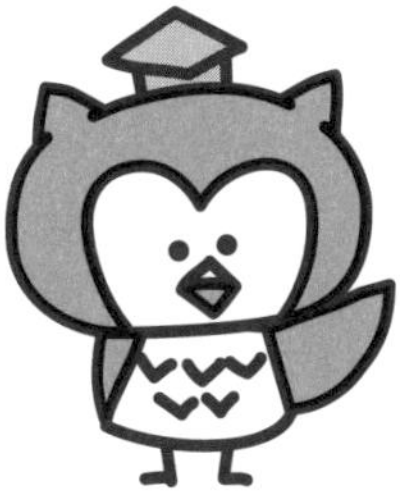

1 予防のための習慣

セルフケア

首ストレッチで気圧対策をしましょう

首には自律神経がたくさん走っています。そのため「ふだんから胸鎖乳突筋《きょうさにゅうとつきん》と呼ばれる首の筋肉を伸ばし、柔らかくするストレッチを習慣にしておきましょう」と言うのは鍼灸師の森田さん。

森田さんによる、おすすめストレッチは次の通りです。

まず左手で右胸の鎖骨を探し、鎖骨の上縁を人さし指全体でおさえます。

そのまま左上を向くと、胸鎖乳突筋が伸ばされます。

その状態で深呼吸すると、気持ちよさを感じるはずです。

ふだんから取り入れたい
首ストレッチ

STEP 1

左手で右胸の鎖骨を探し
鎖骨の上縁を
人さし指でおさえる

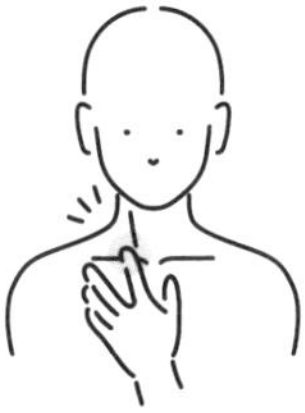

STEP 2

そのまま左上を向くと
胸鎖乳突筋が伸びる

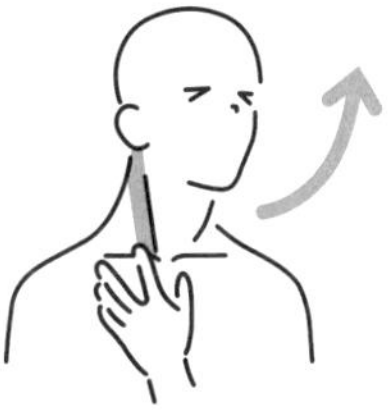

STEP 3

反対側も同様に行う

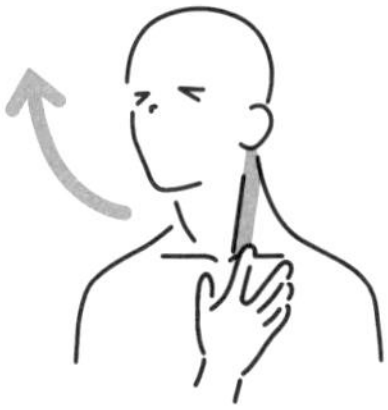

自律神経がたくさん走る首をゆるめよう

胸鎖乳突筋は息を吸うときに使う筋肉の一つで、硬くなると呼吸が浅くなります。ここをストレッチで伸ばすと、耳の付け根にあるリンパの流れが良くなり、首の疲れや顔のむくみがスッキリ。

森田さんは、「スマートフォンやパソコン、ゲームをしているときは、頭を前に出した姿勢になりがち」だと指摘。頭を前に出す姿勢が続くと、胸鎖乳突筋が硬くなりやすいとのこと。

中にはうつむき加減で、気づかないうちに呼吸が浅くなってしまっている人もいます。この場合は十分な酸素が体内に行き渡らないストレスから、交感神経と副交感神経のバランスが崩れやすくなります。

「頭は重く、前に15度出すだけで首には余計に7、8キロの負担がかかっています」(森田さん)

背筋を伸ばして「骨盤の上に頭が乗っている状態」を意識することもおすすめです。

セルフケア

耳の後ろに「予防のツボ」

気圧の変化による体調不良を予防するツボがあります。

森田さんがおすすめするのは、耳たぶの後ろのくぼみにある「翳風《えいふう》」。首にはたくさんの神経が走っているため、強く押すのではなく、ホットタオルやドライヤー、市販のお灸で温めればＯＫです。

気圧の大きな変化が起きる前に、「翳風」を温めてみましょう。

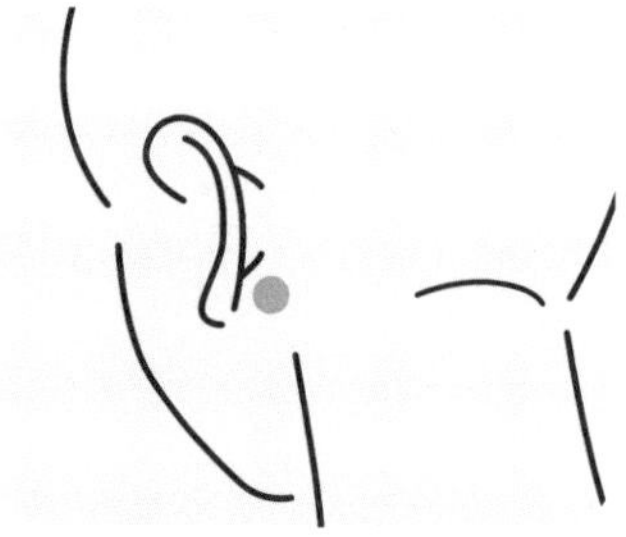

気圧の変化による体調不良を予防するツボ「翳風」

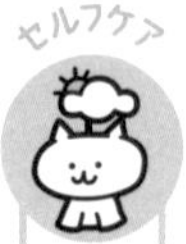

腹式呼吸で自律神経を整える

気圧の変化を乗り切るには、腹式呼吸を取り入れるのもおすすめ。

まずあおむけに寝て両足を骨盤の幅に開き、膝を立てましょう。その姿勢で鼻から息を吸いながらおなかをふくらませ、「は〜」と口から息を全て吐き出しおなかをへこませます。息はしっかり吐き切るよう心がけましょう。

これを10回1セットで、2セットすると気分もスッキリ。

吐き切るとおなかのインナーマッスルが内臓の働きを正常に戻し、自律神経が整いやすくなります。

腹式呼吸の図

STEP 1

あおむけに寝て、
両足を骨盤の幅に開いて、
膝を立てる

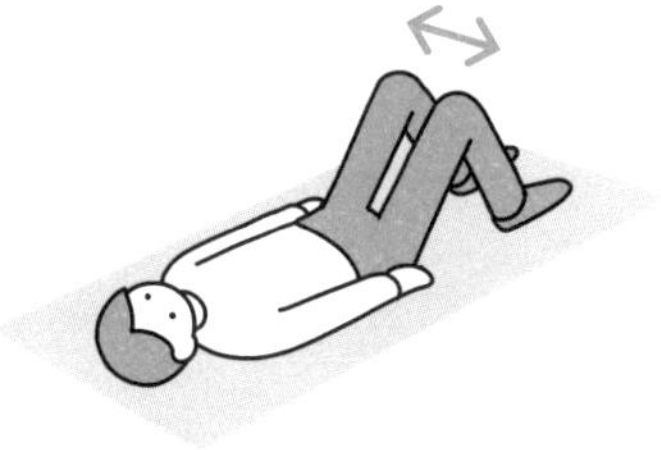

STEP 2

鼻から息を吸いながら、
おなかをふくらませる

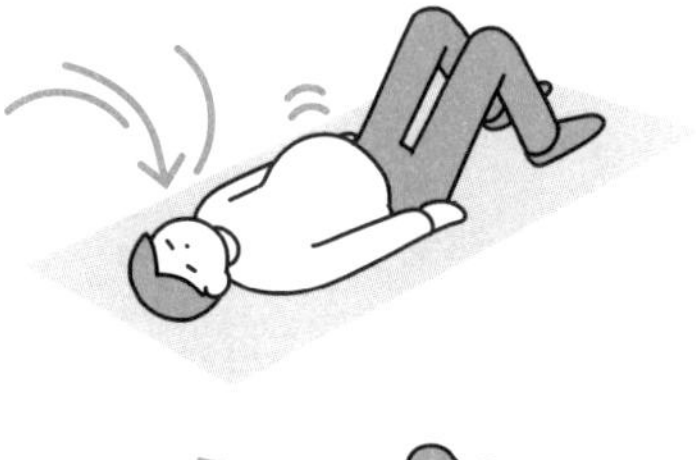

STEP 3

口から「は~」と
息を吐き切って、
おなかをへこませる

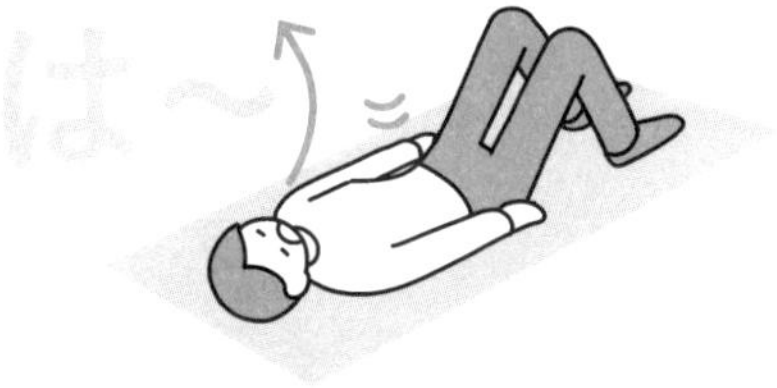

習慣化して気圧の変化を乗り切ろう

セルフケア

あなただけの「推しツボ」を見つけてみましょう

森田さんによるとツボの大きさは「だいたい50円玉の真ん中の穴」くらいの大きさだそうです。押しすぎると、その部分の筋肉が硬くなるため、「押したまま3秒キープ×3～5回」を1セットとする程度がちょうどいいそう。

また、ツボは症状が出ているときに押すと痛みの緩和が期待できますが、より良いのは発症を予防するために押しておくこと。お灸をするのもおすすめですが、指圧もお灸も、できるだけ正しい姿勢で、ゆっくり呼吸しながら行うのがポイントになります。

「痛みが出たらこのツボを押す、とあらかじめ決めておけば気持ちが楽になり、安心したことで実際に頭痛の発症頻度が下がった、という人もいます。ぜひ、あなただけの〝推しツボ〟を見つけてみてください」（森田さん）

食事

胃腸から体を変えるには米・カボチャ・イモ・豆・キノコ

ご自身も気圧変化による頭痛に苦しんでいた漢方アドバイザーの久保奈穂実さんは、体質改善によってつらさを克服できた一人。

「一朝一夕には良くなりませんが、体を作っているのは食べ物や生活習慣なので、少しずつ改善していってください。気圧や気温の変化も含め、外的なストレスに対するバリアー機能がだんだんアップしていきます」

久保さんおすすめの胃腸を元気にする食材は、米・カボチャ・イモ類・豆類・キノコ類など。

減量などのため糖質を控えている人もいますが「薬膳的に考えると、米やイモ類は胃腸を元気に、そして丈夫にしてくれる食材。全部抜いてしまうと外的ストレスに弱くなり、気圧の変化で体調に影響を受けやすくなります。糖質も含めてバランスの良い食事をした方が、結果的に代謝が上がり、適正な体重に近づきます」

食べ方にもちょっとした工夫をしてみましょう。

「基本中の基本ですが、よくかんで食べること、温かい汁物を一口飲んでからご飯を食べ始める、といったことが胃腸のために良い食べ方です」（久保さん）

食事

体内の余分な水分を排出してくれる「豆」

気圧が下がると体がむくみやすく、そのことがきっかけで頭痛やだるさが引き起こされやすくなります。

そのため翌日に気圧が下がる予報が出ているときは、前日から食べ物に気をつけて水分を排出しておいた方が良い、と久保さんが教えてくれました。

「湿」（東洋医学では体調を悪くする余分な水分を「湿邪《しつじゃ》」と呼びます）を排出する食材として、代表的なのは**豆類**です。

胃腸を元気にしつつ、体内の余計な水分を排出してくれるので、気圧の影響を受けやすいときには積極的に取り入れたい食材なのだそう。

日々の料理に取り入れやすいのは、市販されているサラダ用の蒸し豆。

濃い味付けのドレッシングをかけず、なるべくシンプルに食べるのが良く、スープに入れるのもおすすめです。

また、むくみ解消の力が特に強いと言われているのが小豆だそうです。なかでも、久保さんがおすすめしているのは小豆茶です。作り方は簡単。

レシピ 小豆茶

①アルミホイルを敷いた耐熱皿に小豆を並べます。
②オーブントースターで7分加熱。
③それを小鍋に移してお湯を入れ、コトコト煮出します。

これだけで完成です。

食事

食物繊維の取り方にもコツがあります

スポーツ栄養士のくりきみゆきさんによると、「第六の栄養素」とも言われ、健康のために重要な役割を果たしている食物繊維も、気圧の影響で体調が悪いときには摂取にちょっとした注意が必要、とのこと。

食物繊維には水溶性と不溶性の2種類があります。

水溶性食物繊維は水に溶けてゼリー状になり、食後の血糖値が上がるのを防ぐ役割や、血中のコレステロール値低下などの働きをします。一方で不溶性食物繊維は水に溶けにくく、水分を吸収して便の容積を増加させ大腸を刺激。腸内の有害物質を便とともに体外へ排出するなどします。

通常はこの2つの食物繊維を両方、バランスよく摂取するのが望ましいのですが、気圧の影響でコンディションを崩しているときは、不溶性食物繊維が大腸を刺激すると余計に体調が悪くなりがちなので控えめにしましょう。「水溶性食物繊維が含まれるキャベツやホウレンソウ、ニンジン、ジャガイモを温野菜にして食べるのがおすすめです。ごぼうやたけのこなど、不溶性食物繊維が多い食材を使いたいときは、加圧鍋で柔らかくすると良いでしょう」（くりきさん）

食事

果物は「消化」から選んでみましょう

くりきさんによると、果物ではリンゴ、メロン、モモ、キウイ、イチジク、イチゴなどは消化管への負担が少なかったり、消化を助ける酵素が含まれていたりするので、「ソースや調味料にすれば肉料理と相性が良い」とのこと。パイナップルは生のままでは不溶性食物繊維が多いものの、肉のタンパク質を分解する酵素が含まれているので、ソースにして豚肉と合わせるのがおすすめだと言います。

一方でミカンなどの柑橘類は薄皮に食物繊維が含まれるため、食べすぎると消化に時間がかかります。冬場に気圧の変化があるときは、ミカンをたくさん食べすぎないよう注意してください。

食事

お茶の効能で体を守りましょう

低気圧の影響で不調になる人は、中国茶の効能を利用してみる手もあります。くりきさんがすすめているのは「プーアル茶」と「ジャスミン茶（茉莉花茶）」。黒茶に分類されるプーアル茶は、脂っぽい食事のあとに飲めば代謝を促すお茶として知られています。くりきさんは「ミネラルが豊富で血流を促し、体を温める作用があります」と話し、低気圧で消化力が落ちているときにおすすめのお茶だそうです。

中国茶が手に入りにくいときは、ジャスミン茶の代わりに玉露（緑茶）、プーアル茶の代わりにほうじ茶でも効能が期待できます。「ほうじ茶ベースで、消化をサポートするカルダモンやシナモンといったスパイスを使ったチャイティーを作るのもおすすめです」（くりきさん）

ワンポイント

薬との付き合い方はプロにご相談も

2020年ごろから、気圧の変化による頭痛やめまいを改善する薬が市販され、ドラッグストアで購入できるようにもなりました。これらの市販薬には漢方が成分として使われているものもあります。

ただ、漢方アドバイザーの久保さんは「『気圧が下がると頭痛になるから』と安易に考えず、体全体の状態を見て、自分に合った漢方薬を処方してもらう方が良い」とアドバイスしてくれました。

体の不調は気圧の変化だけではなく、ほかの要因も絡んでいるケースが多いからです。

そのため漢方薬局では1時間ほど時間をかけて患者さんから細かく話を聞き、症状や体調に合った漢方薬をオーダーメードで処方してくれることが多いのだそうです。

頭痛のときに市販の鎮痛薬を服用している人も多いでしょう。「気軽に手に入るので飲みやすいと思いますが、副作用や、薬の飲みすぎによる頭痛（薬物乱用頭痛）が起きるリスクもあります。できるだけ医師に相談のうえ、適切な薬を処方してもらってください」（医学博士の舟久保先生）

気圧変化による頭痛を抑えるために、酔い止め薬など抗ヒスタミン薬を用いると良い、という口コミ情報も散見します。

このことについて舟久保先生は「もともと内耳が敏感とか、乗り物酔いをしやすい人が、気圧による影響を受けやすいと思います。乗り物酔いと気圧の変化による体調悪化は、いずれも内耳の状態が関係しているので、発症のメカニズムには似ているところがあります。しかし今のところ、気圧変化による頭痛に乗り物酔いの薬が効くというエビデンスはないので、安易に多用しない方が良いです」と話します。

ワンポイント

絶対湿度計で湿度をコントロールしてみましょう

温度や湿度によってストレスを感じているときに気圧変化が加わると、体調を崩す人は多いようです。頭痛ーるのユーザーアンケートの中には、気圧による体調変化を最小限にするため、温度や湿度に気をつけている、という人が何人かいました。

温度と湿度を心地よい状態に保つことも、気圧の変化による体調悪化を予防するひとつの手段になります。

スポーツ栄養士のくりきさんも「外気温と室内の温度がプラスマイナス5度ぐらいになるよう温度調整をしています」と話し、外気温を測定するのが面倒なときは、玄関のドアに温湿度計を貼っておくと良いとアドバイスしてくれました。

また湿度については「60％ぐらいが最適」と言いますが、「気温が高いときの60％は蒸し暑く感じると思います」（くりきさん）。

実は湿度には相対湿度と絶対湿度の2つがあり、一般的に湿度と呼ばれているものは「相対湿度」を指しています。空気は温度によって含有できる水蒸気の量が違います。同じ湿度でも気温の高い方が空気中に保てる水蒸気の絶対量が多くなり、不快度が増すのです。

そのため、適度な湿度はどれくらいか、数値で確認するときには1㎥の空気中にある水蒸気の質量（g／㎥）を表す「絶対湿度」で見る方が分かりやすい、とくりきさんは言います。

快適の目安は絶対湿度で10ｇ／㎥程度、と覚えておけば、季節を問わず湿度のコントロールがしやすくなるでしょう。冬場は乾燥しますが、加湿のしすぎはカビや結露の原因になるのでＮＧです。

絶対湿度を相対湿度と気温から導き出す早見表のほか、絶対湿度を測定可能な湿度計も販売されていますので、気になる方は活用してみてください。

ワンポイント

衣類や寝具を替えてみましょう

気圧が変化するときの対策として「締め付けの少ない服に着替える」や、「寝具は自分の体感での快適さを優先する」といったアンケート回答がありました。

くりきさんも「皮膚には知覚神経がたくさん通っているので、肌心地が良いと感じると、リラックスしているという反応が脳に伝わります」と話します。

そのため、触って気持ちの良い寝具や寝間着に替えるだけで、体のこわばった部分がゆるんだり、こりや痛みが改善されたりすることもあるそうです。

気持ちが良いと感じる状況には個人差があります。自分好みの肌感覚を探してみてはいかがでしょうか。

睡眠

2 睡眠

起床4時間後に眠くなる方は、寝不足の可能性があります

頭痛ーるのアンケートでは、

「時間的には十分に寝ているはずなのに、ずっと眠くて寝てしまう」

「スイッチが切れたように、ぱたりと眠ってしまう」

「前日ちゃんと睡眠をとっていても、気圧が低いと異常に眠くなる。普段そんなことはないが、気を失うように寝て、後ほど確認すると低気圧のことがある」

などの回答が見られました。

また「体調不良の要因として、気象の変化以外に心当たりのあるものはありますか？」と聞いた設問では、「睡眠不足」を挙げる人が最多でした。

睡眠には心身の疲労を回復させる働きがあります。睡眠時間の不足や質の悪化をきっかけに、健康上の問題が起きるのは当然のこと。私たちの力でどうにもならない気象変化に対応していくためにも、毎日の良い睡眠で心身を健康に保つのが大切です。自分が睡眠不足かどうか改めてチェックしてみましょう。

睡眠に関する著書を多数手掛け、東京都内のクリニックで睡眠外来も担当している作業療法士の菅原洋平さんは「適切な睡眠時間には個人差があり、さらに季節や年齢によっても変わる」と言います。

そのうえでひとつの目安になるのは、「起床4時間後に眠気がないかどうか」。起床4時間後は脳波活動が最も活発な時間なので、この時間帯に眠いなら睡眠不足の可能性がある、と言います。

起床後に頭や体が軽く感じられたり、就寝前より疲れが回復したという感じがあったりすれば、質の高い睡眠が取れたと評価して良い、とのこと。睡眠時間にこだわらず、質の高い睡眠を目指す方が重要と言えそうです。

産婦人科医の清水先生は、ホルモンの影響を受けやすい人はいくら生活習慣に気をつけても、月経前には強い眠気に襲われやすい、と言います。

「もし月経前の強い眠気で学業や仕事に支障があるなら、産婦人科でピルを処方してもらえば改善する可能性があります」（清水先生）

睡眠

質の良い睡眠のために4-6-11の法則を試してみましょう

作業療法士の菅原さんは、睡眠不足について考えるときにポイントとなるのは「夜に眠気があるかどうか」だと言います。

「時計を見て、就寝時間になればベッドに入る習慣がついている人が多いと思います。しかし体が眠くないのに寝ようとしても、寝つきが悪かったり、途中で目覚めたり、睡眠の質が悪くなります。これではいくら寝ても疲れが取れません。大事なポイントは、夜にちゃんと眠くなる脳を作るための、日中の過ごし方です」

そこで菅原さんが提唱しているのが「4-6-11の法則」。具体的には「起床から4時間以内に光を見て、6時間後に目を閉じて、11時間後に姿勢をよくする」というものです。

これは、

「メラトニンリズム（目の網膜が日光をキャッチしてから16時間後に眠気が訪れるリズム）」
「睡眠―覚醒リズム（起床から8時間後と22時間後に眠くなるリズム）」
「深部体温リズム（体内の温度が起床から11時間後に高くなり、22時間後に低くなるリズム）」
という体内時計に関係する3つのリズムをうまく活用する方法のこと。

例えば午前6時に起床したなら、午前10時までに日光を浴びて眠気をリセット。その後、眠気が訪れる前の正午に目を閉じ、眠気をあらかじめ抑えます。目を閉じるのは1〜30分。実際には眠らないで、1分間、目を閉じるだけでも大丈夫です。短い仮眠をとる場合も椅子に座ったままにしましょう。

そして午後5時に姿勢をよくしたり、運動したりして深部体温を上げておくと、就寝前に体温が下がるときとの差が大きく、眠りに入りやすくなる、というものです。

菅原さんは、法則通りの時間を気にして1日を過ごすのがストレスにならないよう、あくまで一つの目安と捉えてほしい、とも。また光に対する感受性が強い人なら「メラトニンリズム」が整えば睡眠が改善しやすいものの、弱い人はいくら起床後に日光を浴びても状況は変わりにくいと言います。

一方、そういう人でも、深部体温の変化を意識した行動をとると、質の高い睡眠が取れるようになるかもしれません。

「どのリズムを強化したら、睡眠の改善効果が現れやすいかは人によって違います。いくつか試してみて、一番自分に合った方法を見つけてみてください。一つのリズムが整うと、ほかのリズムも同調して良くなります」（菅原さん）

体内時計のリズムを活用して夜に眠くなる脳を作ろう

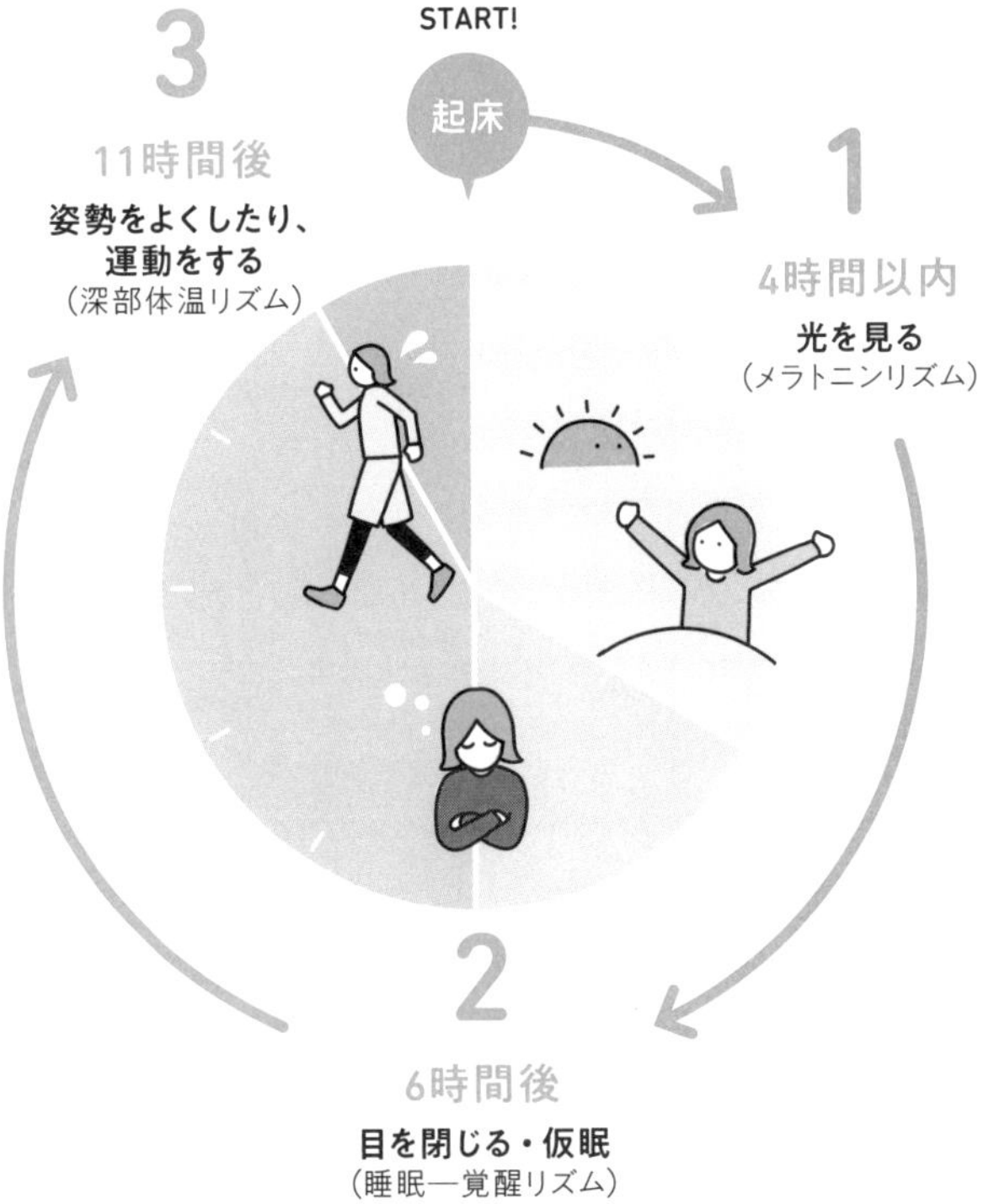
START!
起床
1
4時間以内
光を見る
(メラトニンリズム)
2
6時間後
目を閉じる・仮眠
(睡眠―覚醒リズム)
3
11時間後
姿勢をよくしたり、
運動をする
(深部体温リズム)

1つのリズムが整うと、ほかのリズムも同調して良くなり、睡眠の質アップ

睡眠

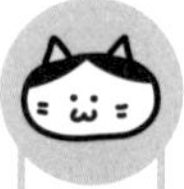

眼球の動きで頭を切り替えて睡眠にスイッチ

考え事をして眠れない人に、菅原さんがおすすめしているのは、顔を正面に向けたまま眼球だけを左右どちらかに寄せた状態で10秒待ち、考え事が何だったのか忘れさせてしまう方法。

もしくは、考え事にタイトルをつけて紙に書き出し、脳内から追い出してしまうのも有効だそうです。

「就寝前3分間、歯磨きをして唾液をたくさん出すと、副交感神経が優位になって眠りにつきやすくなります」とも教えてくれました。

睡眠

入浴の仕方を改めて確認してみましょう

就寝前の行動で、ポイントとなるのは入浴です。人間の体温は起床前が最も低く、日中にかけて上昇。夕方ごろに最も高くなったあと、だんだんと下がっていきます。これまでの研究で、体の中心の体温「深部体温」が下がると眠気が生じることが分かっています。

この体温の低下に有効なのが入浴なのです。

「体を温める入浴でなぜ？」と思われた人も多いでしょう。もちろん入浴すると体温は一時的に上昇します。一方で血管が広がって熱を放散しやすくなるため、入浴後はスムーズに体温を下げてくれるのです。

ただし、熱すぎるお湯に長時間つかると交感神経が優位に働きすぎて、お風呂を出てからもなかなか興奮が冷めません。スムーズに眠りにつくには、副交感神経が優位になってリラックスするのが大切。**湯温は38度から40度の少しぬるめで、15分から30分程度の入浴**がおすすめです。

お風呂を出てしばらくは深部体温が高いものの、しばらくすると急速に下がり始めます。そのため入浴時間は就寝する1～2時間前が良いでしょう。

入浴の仕方で
入眠に違いが生まれる

"違い"を生むポイント!

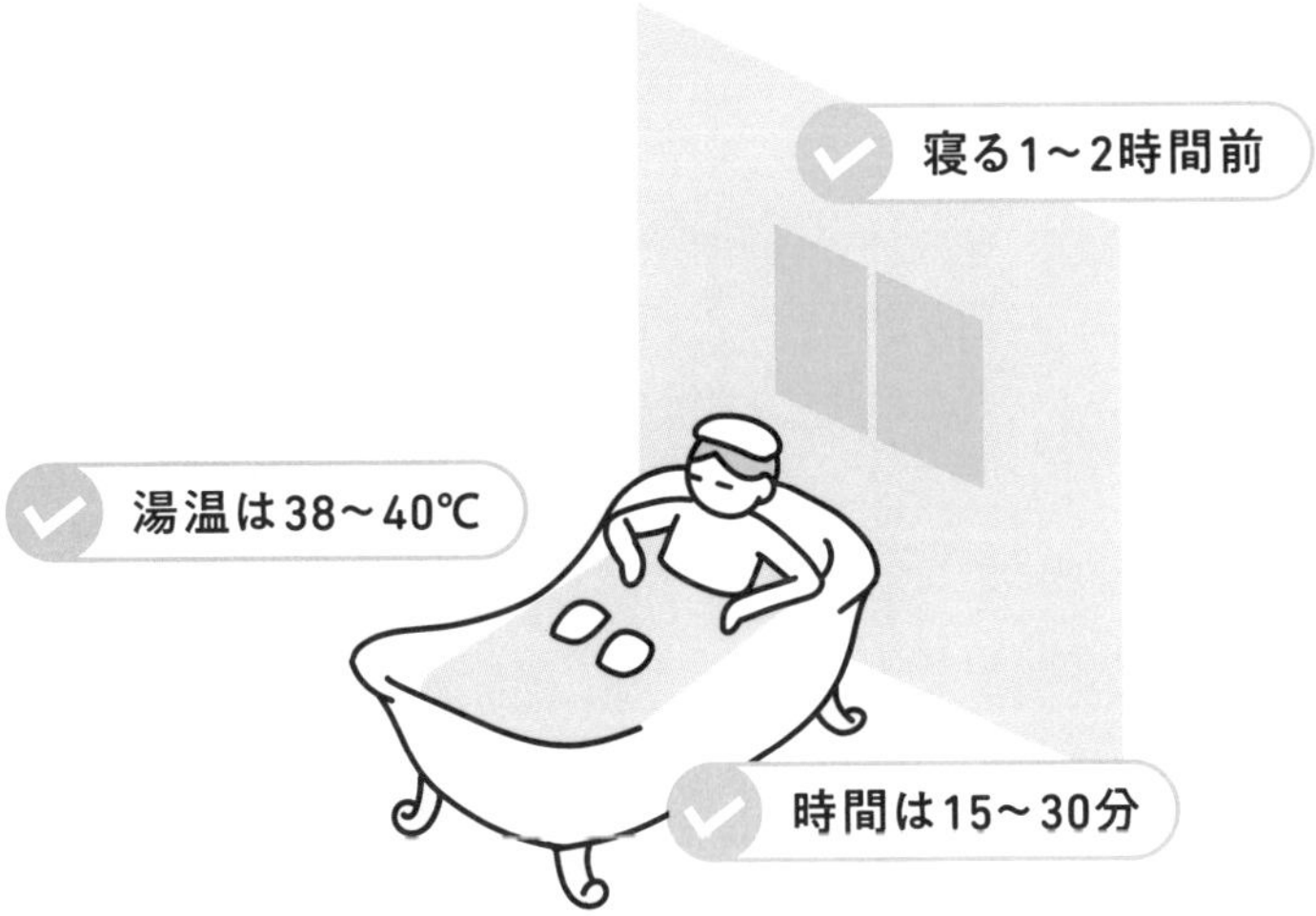

良い睡眠に必要なのは体温低下。
効果的にお風呂に入ろう

睡眠

睡眠改善は「できるとき」にすれば大丈夫です

いろいろな方法を試しても、睡眠の改善につながらない、という人もいます。

菅原さんによると「睡眠不足だから改善する」ではなく、気圧の変化や仕事のストレスなどがなく心身ともにリラックスできている状態のときに、よりよく眠れる方法を探るのがおすすめだそうです。

また、菅原さんは「症状が出たから対処する」という考え方を捨て、**元気なときにより深く眠れる方法を探したり、いろいろ試してみる**ことをおすすめしています。

「人間は、良い状態のときにパフォーマンスを上げると、そのあと悪い状態になってもそれほど下がらなくなるんです。良いときに経験しているからこそ、いざ体調が悪くなったときも当たり前のルーティーンとして、体調を戻していく行動が取れます」

どうすれば、もっと快適に、気持ちよく過ごせるか。普段から、ちょっと意識して暮らすだけでも毎日は変わりそうです。

睡眠

日中の眠気には「鼻の下」を押してみましょう

逆に、日中、眠くて仕方がないとき、鍼灸師の森田さんが眠気覚ましにおすすめしているツボは、鼻の下にある「水《すい》溝《こう》」。鼻と唇をつなぐ〝溝〟の中心あたりにあるツボです。ここをグーにした手で人さし指だけを少し突き出し、目が覚めるまで刺激しましょう。

「ただしこのツボは、気を失った人や意識が飛んだ人に対しても押されるツボなので、強く押しすぎないよう力加減には注意が必要です」（森田さん）

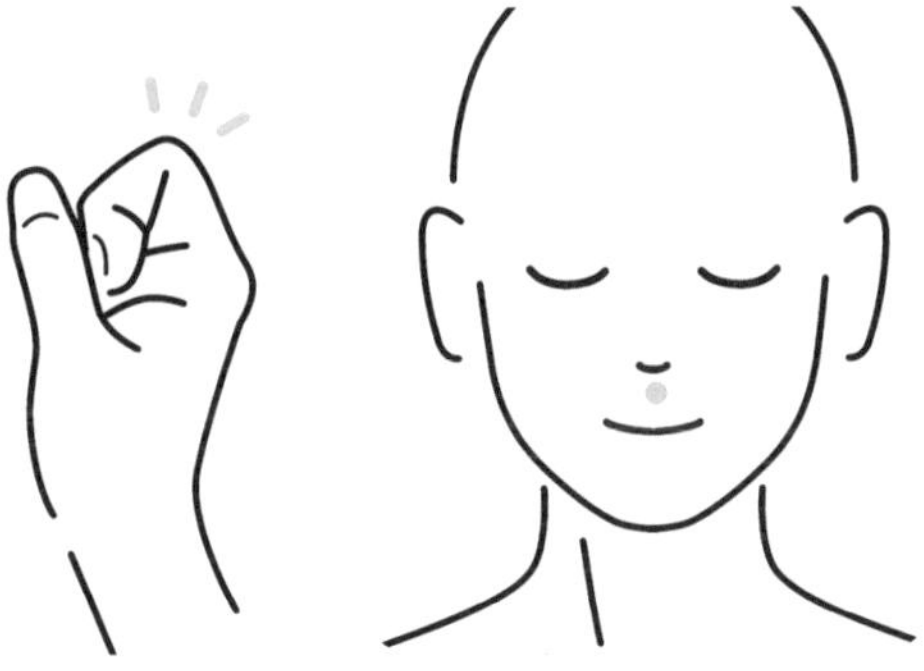

手をグーにして人さし指の第二関節で押す

3 頭痛

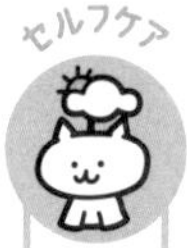

頭痛がするときには首を温めてみましょう

緊張型頭痛は「後頭部の筋肉が硬くなることが大きな原因です」と森田さんは話します。そのため首や肩周りの緊張やこりをほぐし、血流を改善すると症状が和らぎやすくなります。

緊張型頭痛に対する、森田さんおすすめのツボは「天柱《てんちゅう》」と「風池《ふうち》」。これらは後頭部にある骨の際《きわ》に並んでいます。探すのが難しいときはホットタオルで全体的に温めても効果があります。

ホットタオルは水にぬらしたタオルをラップに包み、電子レンジ（５００〜

600W）で30秒から1分、加熱。
やけどしないように冷ましながら後頭部にあてましょう。

緊張型頭痛には
後頭部のツボ!

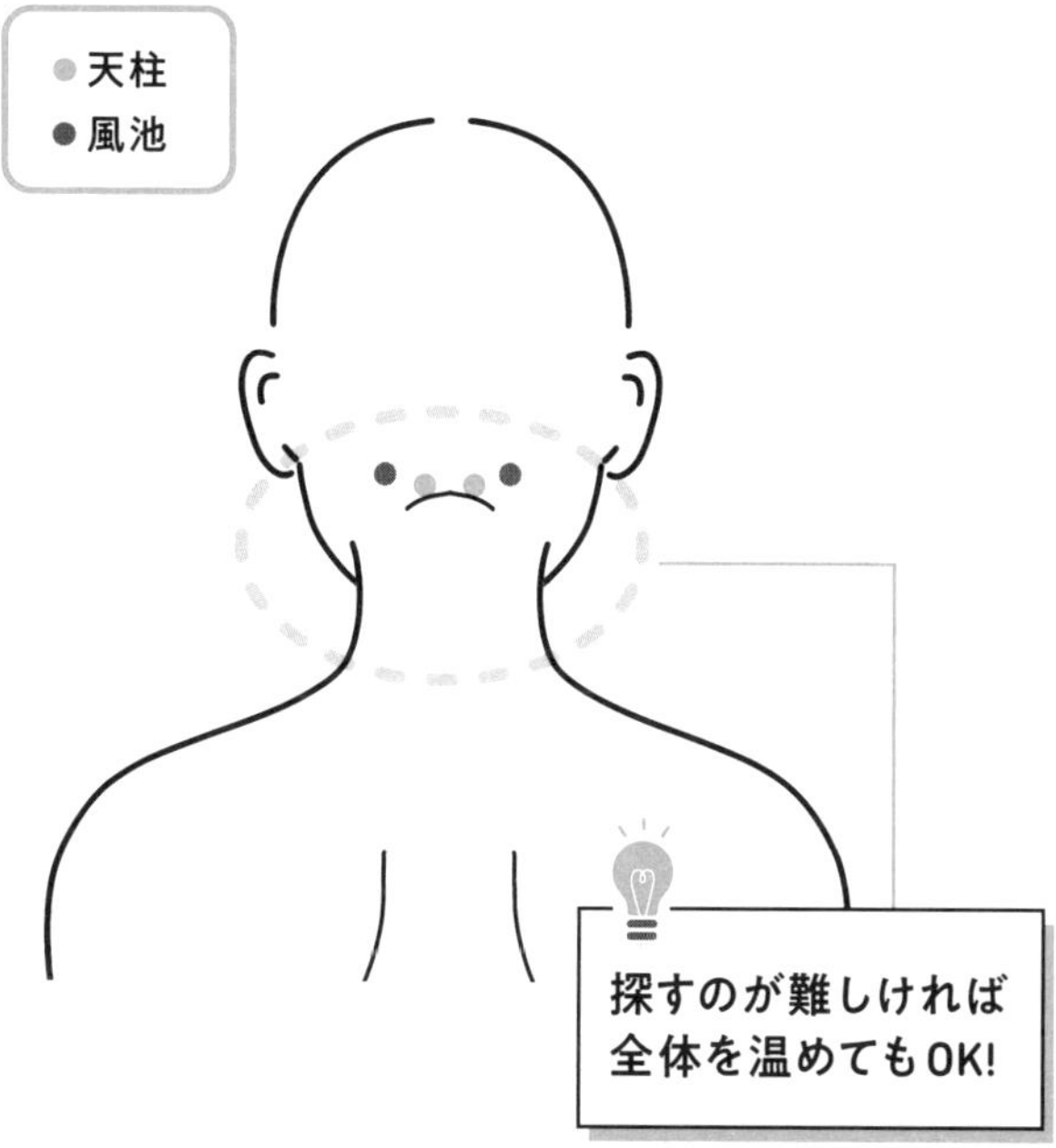
天柱
風池
探すのが難しければ
全体を温めてもOK!

冬は冷やさないように
マフラーなどで温めよう

セルフケア

5秒でできる肩甲骨ストレッチをしてみましょう

緊張型頭痛を予防するには、長時間同じ姿勢にならないよう意識し、定期的に体を動かすのが一番のポイント。デスクワークが長時間に及ぶ場合は、仕事の途中でも首や肩を動かすストレッチを取り入れるのがおすすめです。森田さんが教えてくれたストレッチは、やり方も簡単です。左ページを参考に試してみてください。

同じ姿勢での作業が続くようなときは、20~30分に一度はストレッチ。ぜひ習慣化してみましょう。

デスクワーク中でもできる
頭痛予防のストレッチ

STEP 1

左右の肩甲骨を寄せる

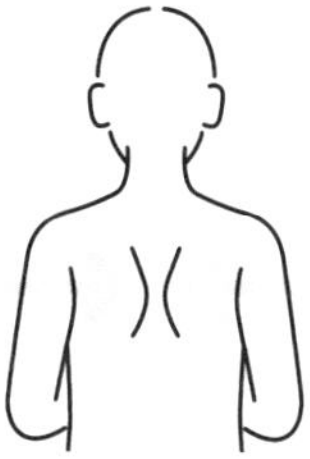

POINT

このとき肘を90度曲げ、
前へならえのようなポーズ

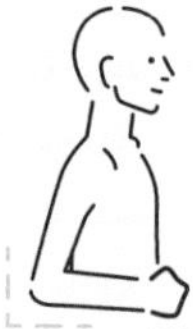

STEP 2

無理のない角度で
天井を見上げて5秒キープ

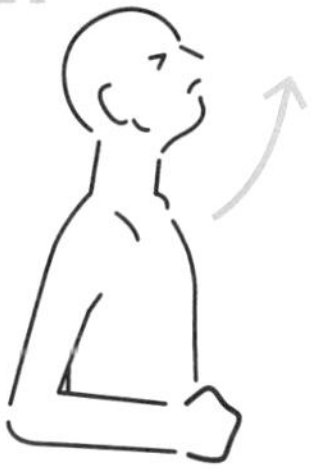

首や肩に余計な力が入らないよう注意して、
リラックスして行いましょう。

日ごろから取り入れて
頭痛を予防しよう！

セルフケア

片頭痛には「足」や「手首」からアプローチしましょう

片頭痛は血流を良くすると悪化する可能性があるので、対処法には注意が必要です。

森田さんは、ツボを押すなら頭部から遠く離れたツボが良いと言います。

おすすめは「足臨泣《あしりんきゅう》」と「内関《ないかん》」。

「足臨泣」は、足の薬指と小指の骨の間を足首に向かって指を滑らせ、止まったところにあるツボです。片頭痛の痛みを和らげるツボとして覚えておきましょう。

立った状態、もしくは座ったままでも両手を上

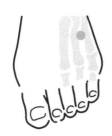

「足臨泣」から片頭痛にアプローチ

げて、そのまま体を横に倒すストレッチもおすすめです。側頭部から足の指まで体の外側にはたくさんのツボが並んでいます。体を横に倒すことで「足臨泣」が通る脇のラインを刺激できます。

もう一つの「内関」は手首にある横じわから、肘に向かって指幅3本分のところ、手のひらをグーにすると浮き出る腱の親指側にあります。「内関」は気持ちを楽にするツボとして知られ、ストレスの解消を促してくれます。ストレスから頭痛が起きる人は「内関」のツボ押しを試してみてください。

乗り物酔いや、緊張や不安から吐き気を感じる人にもおすすめです。

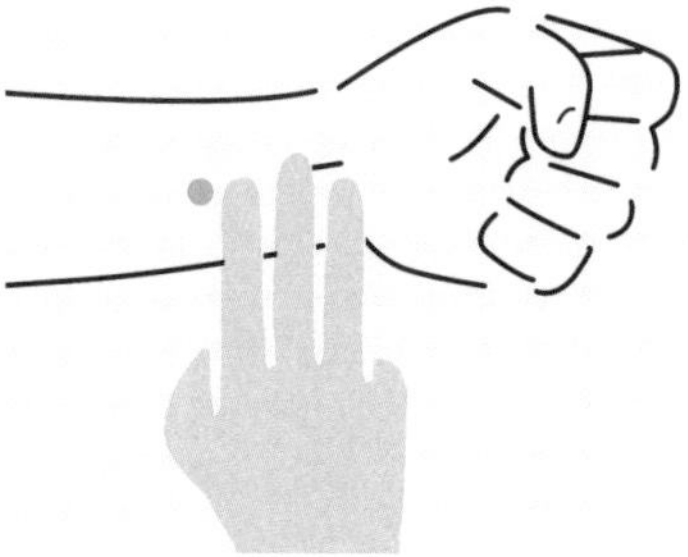

押すことで気持ちも落ち着く「内関」

セルフケア

片頭痛のときは動かないようにしましょう

片頭痛のときは、入浴や運動、飲酒など血流を良くする行動は避けた方が良いでしょう。こめかみなど、痛みを感じる部分を冷やせば症状が和らぐ場合もあります。痛みが治まるまでは活発な行動を避け、安静にして過ごすのが良さそうです。

また光や音などに敏感になる場合は、暗く静かな場所で、刺激を避けて過ごしましょう。例えば、サングラスをかけて日光の刺激を避けたり、部屋の電灯を暖色系に変えたりすると、痛みが和らぐかもしれません。

セルフケア

「とにかく頭が痛い！」ときには、とりあえず頭頂部のツボ

緊張型頭痛なのか、片頭痛なのか、よく分からないけれど、「とにかく頭が痛い！」ときに押すと症状が楽になりやすいツボを森田さんに聞きました。

まずは頭頂部の「百会《ひゃくえ》」。頭の中央を通る線（正中線）と、右と左の耳から頭の上に延ばした線が交差するあたりで、押すとじんわり痛みが伝わってくる場所を探してみましょう。「百会」を押しながらゆっくり深呼吸するとリラックスできる効果もあります。ツボを押すときは強く力をかけすぎず、〝痛気持ちいい〟程度で、3秒ほどキープ。これを3回繰り返します。

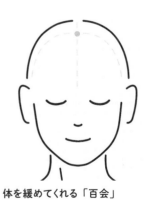

体を緩めてくれる「百会」

手の甲にある「合谷《ごうこく》」も頭痛に効果のあるツボです。場所は手の甲、人さし指と親指の根元のちょうど中間あたり。人さし指側の骨の際を小指方向に押すと、ツーンと響くような痛みが感じられる部分を探します。

見つけたら、ゆっくり呼吸しながら3秒押すことを3回繰り返します。

「肩こりやストレスなどで体がこわばり、頭痛が起きているようなときは合谷を押しましょう。正しく押せば、腕から肩、首までスッキリします」（森田さん）

また前頭部に痛みがあったり、むくみ・足

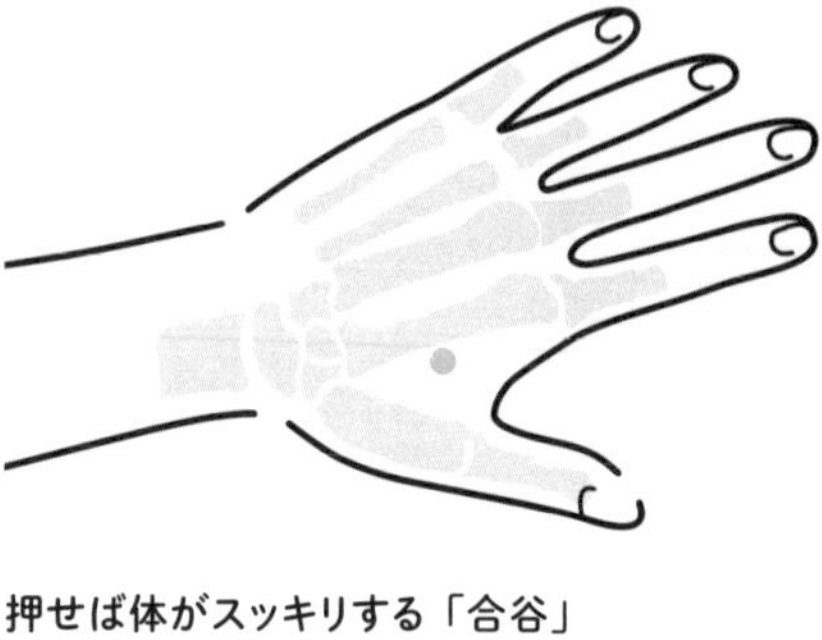

押せば体がスッキリする「合谷」

の冷えがあったりするときは、水分代謝の悪さが要因になっている場合があります。そのようなときに有効なのが「足三里《あしさんり》」。膝のお皿の下から指幅4本分、下へ移動し、すねの骨の外側、筋肉の上にあります。食欲がないときや、逆に過食気味のときなど、胃腸の不調にも効果的なツボです。

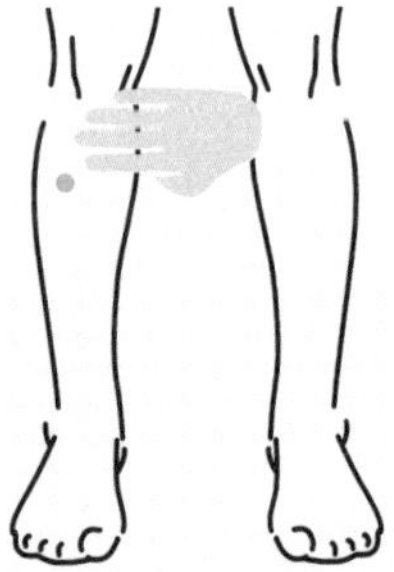

胃腸の不調や頭痛に効果がある「足三里」

食事

「湿」を取り除く豆もやし

漢方アドバイザーで、国際中医薬膳管理師の久保奈穂実さんは、体に「湿」がたまって頭痛になる人に向け、「湿」を排出しやすい料理のレシピをＳＮＳなどで発信しています。例えば「雨の日頭痛対策」としておすすめしているのが「豆もやしの塩昆布あえ」です。

豆もやしには利尿作用と、体の熱を冷ます効能があり、塩昆布にも同様の効能のほか、むくみ改善効果などがあります。いずれも、冷えがあるときは控えめに。また、ごま油や白ごまには体を潤す作用があるので、風味づけ程度に少しだけ使うようにした方が良い、とのこと。

ほかにも「豆もやしのナムル」などが「湿」の排出におすすめです。

「気圧は無理でも、湿なら取り除けます」と久保さん。気圧の変化で頭痛が起きる人は、湿気の高い時期の食生活も見直してみましょう。

レシピ 豆もやしの塩昆布あえ

①豆もやしを洗って5分ゆで、水で冷やします。
②ボウルに水気を切った豆もやし、塩昆布、鶏ガラスープ、ごま油を入れ、混ぜ合わせます。お好みでしょうゆを少したらします。
③味がなじんだら盛り付け、白ごまを散らします。

レシピ 豆もやしのナムル

①豆もやしを洗って5分ゆで、水で冷やします。
②ボウルに水気を切った豆もやし、黒酢（又は酢）、しょうゆ、鶏ガラスープを入れ、混ぜ合わせます。
③ごま油と白ごまであえ、味がなじんだら盛り付けます。

休むことに「言い訳」は必要ありません

睡眠不足やストレスが原因で片頭痛の症状が強まるときもあります。そのようなときには当然、休息が必要なのですが、つい「休むと申し訳ない」「迷惑をかける」と思ってしまう人はいませんか？

産婦人科医の清水先生は「責任感の強い人が罪悪感を持ちながら休もうとすると、余計に片頭痛の症状が悪化します」と警告。「休んではいけない、という心理的な刷り込みを解消し、主体的に休息をコントロールしましょう」と話します。

しっかりオン・オフの切り替えができるようになることも、片頭痛対策の一つと言えそうです。

未来を考えることが体調コントロールの第一歩

清水先生は自分で体調をコントロールする大切さを説いています。

「仕事が忙しくて休むことに罪悪感があるなら、その状態で仕事を続けることが果たして本当に会社にとって良いことなのかを考えてみてはどうでしょうか。無理をしてパフォーマンスの落ちた状態で作った商品やサービスは、質の高いものでしょうか？　思い切って1日仕事から離れて、翌日スッキリした状態で休んだ分を取り返す仕事をした方が結局はプラスになります。大切なのは、時間軸を未来に拡げて物事を考えることです」

清水先生は、女性なら月経周期など体調のリズムを把握し、スケジュール帳に休暇や体のメンテナンス日をあらかじめ書き込むことをおすすめしています。

「不調が出たから休む、のではなく、休暇も自分で主体的にコントロールしてください。もちろん予定通りに休めなくなるときもあるでしょう。でも自分の体と〝対話〟できていれば〝この仕事が終わったら絶対休むから、もう少し頑張らせてね〟とお願いできます。そのためには、頭痛ーるなどで体調の記録やサイクルを確認し、自分の頑張れる上限はどれぐらいか、つかんでおきましょう。大前提は自分を知ること。自分の体についての取扱説明書を把握できていれば、どのような状況でも大きく体調を崩すことは少なくなります」

4 だるさ

セルフケア

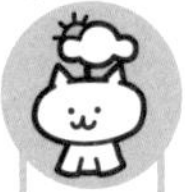

だるさの払拭には、少しの運動が効果的です

PART1でも紹介した通り、自律神経の中でも副交感神経が優位に立ちすぎると、だるさを感じやすくなります。

医学博士の舟久保先生は「人間の体が気圧の変化で影響を受けていて、休んだ方がいいというシグナルを送っていると考えてください」と言います。

学校や職場で、だるさの症状が出たときは、15～20分程度、保健室や休憩室で休ませてもらうと少しは楽になるはずです。気圧の変化が収まれば症状がなくなる人も多いので、それまでは休ませてもらうのが一番良いです。気圧の変化で体調が悪くなる、という症状については何かの折に、周囲の人に話しておいた方が良いでしょう。

ただ、「寝すぎると、余計にだるさを引き起こすので注意が必要です」というのは漢方アドバイザーの久保さん。体調が第一なのはもちろんですが、少し動けそうならストレッチやウォーキングをした方が、体が軽く感じられると言います。

産婦人科医の清水先生も「運動をすること、メリハリのある生活をすること」が大切だと強調しています。

「だるいときに無理やり動く必要はありません。ただ、休日はお昼まで寝てどこにも出掛けず、ずっと家でゴロゴロしている、という人が余計にだるさを感じるケースが多いです。ある程度、肉体的な疲労感が伴わないと、良質な睡眠や疲労回復にはつながりません」と注意を促しています。

セルフケア

だるさに効くツボで水分の代謝をアップ

鍼灸師の森田さんが教えてくれた、だるさに効くツボは「豊隆《ほうりゅう》」。膝のお皿の下と足首を結んだ線のちょうど真ん中ぐらい、やや外側で押すと痛気持ちいいところを探してみましょう。

「豊隆」は水分の代謝を促すツボで、足の重だるさや疲れ、冷えなどを改善。この部分をカイロやお灸で温めるのも効果的だそうです。

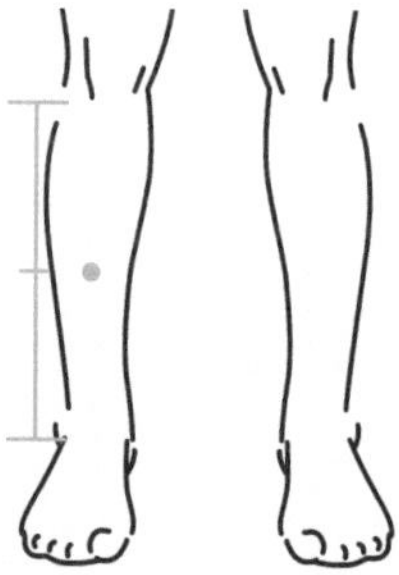

余計な水分を体外に流してだるさを解消

食事

むくみをとる食材で、だるさをなくしましょう

「体が重だるい感じは、水分代謝が悪く、体内に余計な『湿』がたまっている状態です」と指摘するのは漢方アドバイザーの久保さん。「湿」を取り除くために、122ページの豆もやしと同様に久保さんがおすすめしている料理は、**むくみを取り除くヒジキ**と、**気の巡りを良くするシソ**を組み合わせた「梅シソヒジキのふりかけ」です。

レシピ **梅シソヒジキのふりかけ**

①ヒジキ（今回はお手軽な水煮缶を使用）をサッと炒めます。
②粗く刻んだシソとたたいた梅干しを入れ、さらに炒めます。
③しょうゆ、みりんを大さじ1ずつ入れ、煮詰めたら完成。お好みで白ごまを混ぜて。

食事

血糖値を安定させる食べ方でだるさを予防してみましょう

食生活でできる工夫もあります。

産婦人科医の清水先生は「高血糖や低血糖の状態になると、だるく感じる人が多い」として、「糖質を控えて血糖値を安定させるのが有効」だとアドバイスしてくれました。ほかにも不足すると疲れやだるさの原因となる鉄や亜鉛もしっかり取った方が良い、とのこと。手軽に食べられるパンや麵類、米ばかりの食生活では不足しがちな栄養素なので、時にはサプリメントを使うなどして、補いましょう。

5 めまい

耳のマッサージで血流を良くしてみましょう

鍼灸師の森田さんは、「めまいには耳周りの血流を良くすると改善するものもあります」と話します。そのため、めまいを感じそうだな、というタイミングで耳マッサージをすることをおすすめしています。

感染症予防でマスクを長時間着用していると、耳周りの血流が悪くなり、めまいの原因となることも。普段から耳マッサージで、耳周りの血流を良くしておけば、気圧以外の原因によるめまい予防にもつながります。

めまいを感じそうになったら

耳マッサージ

STEP 1

耳の上の方を親指と
人さし指でつかむ

そのままゆっくり大きく
耳をまわす

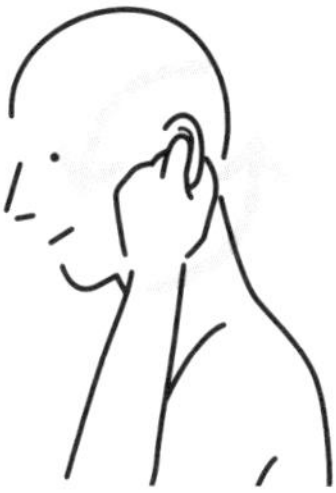

STEP 2

反対まわしも行う

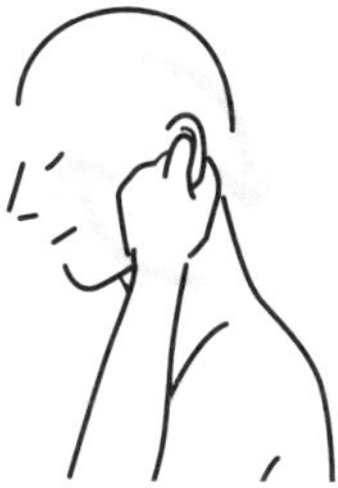

力が入りすぎないように
痛気持ちいい加減で行ってください。

**「気がついたらマッサージ」
でめまいを予防**

食事

ショウガには吐き気止めの効果があります

気圧の変化で、めまいとともに、吐き気を感じる人もいます。

そのような人に、漢方アドバイザーの久保さんは、吐き気止めの作用があるショウガをお茶や料理に取り入れることを提案します。

普段の汁物や副菜に千切りにしたショウガを加えたり、お茶にショウガのスライスを1枚入れたりするなど、簡単な方法で大丈夫だそうです。

時間があるときは少し手を加えて、一口大にカットしたリンゴと、スライスしたショウガ1～2枚を温かい紅茶に入れ、お好みでハチミツを加えた「アップルジンジャーティー」や、スライスしたショウガと黒糖を小鍋で煮た「ショウガ黒糖湯」もおすすめです。

睡眠

寝る姿勢にもめまいを予防するヒントがあります

内耳のある部分に収まっている耳石が一部剝がれ落ち、三半規管に入りこんでしまった場合に起きる回転性めまいの「良性発作性頭位めまい症」を予防するには、同じ横向きの姿勢で寝ないこともポイントに。いつも同じ方向を下にして寝ていると、三半規管に剝がれた耳石がたまりやすくなるからです。

柑橘系の香りでめまいや吐き気をスッキリ

スポーツ栄養士のくりきさんによると「片頭痛でめまいや吐き気があるときはペパーミントや柑橘系の香りが良いと言われています」とのこと。

さらに「アロマだけではなくて、部屋の照明を明るくしすぎないようにしたり、リラックスできる音楽を流したり、パーソナルカラーでインテリアを統一したり、過ごす空間を総合的に整えた方がより効果が出ます」とも教えてくれました。

気圧が下がるときに不調を訴える人が多い一方、気圧が上がるタイミングで頭痛やイライラ、胃のむかつきを感じる人もいます。

「気圧の上昇で体内の気が上がりすぎると、そのような不調が起きやすいと考

えられています」（久保さん）
そのために必要なのが、体内の気の沈静化。
例えば気圧上昇時に熱を冷ましたり、気の巡りを良くしたりするために、グレープフルーツ、大根やごぼうなどの根菜類、ミントティーなどがおすすめだそうです。

6 体の痛み

普段の体の使い方が痛みにつながることもあります

産婦人科医の清水先生は、肩こりや腰痛には、普段の筋肉の使い方の癖が痛みにつながっているケースがあると言います。

また、適切な筋肉の使い方はもちろんですが、そもそも体を支えるだけの十分な筋肉がついているかどうかが問題だとも指摘します。

「テレワークで運動量が減っている人は、筋肉量の低下や血流の悪化に注意しましょう」（清水先生）

ただし根本的に治療が必要な要因で痛みが出ている場合もあるので、まずは整形外科の受診をおすすめするそうです。

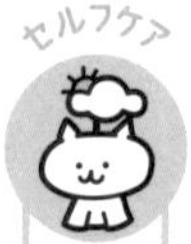

肩こりには腕のツボが最適です

肩こりでお悩みなら、「曲池《きょくち》」と「手三里《てさんり》」を押してみましょう。「曲池」は肘を曲げたときにできる横じわの外側、肘の関節の上側。「手三里」は「曲池」から5～6センチ、親指側へ移動したところにあるツボです。

頭痛のときと同様、手の甲にある「合谷《ごうこく》」（120ページ）を刺激すると脳内にエンドルフィンという物質が大量分泌され、痛みを感じにくくなる、と鍼灸師の森田さん。「歯が痛い」というお悩みにも効くそうです。

これらは肩の筋肉に関係するツボで、2～3分マッサージすると、肩こりの症状が和らぎます。

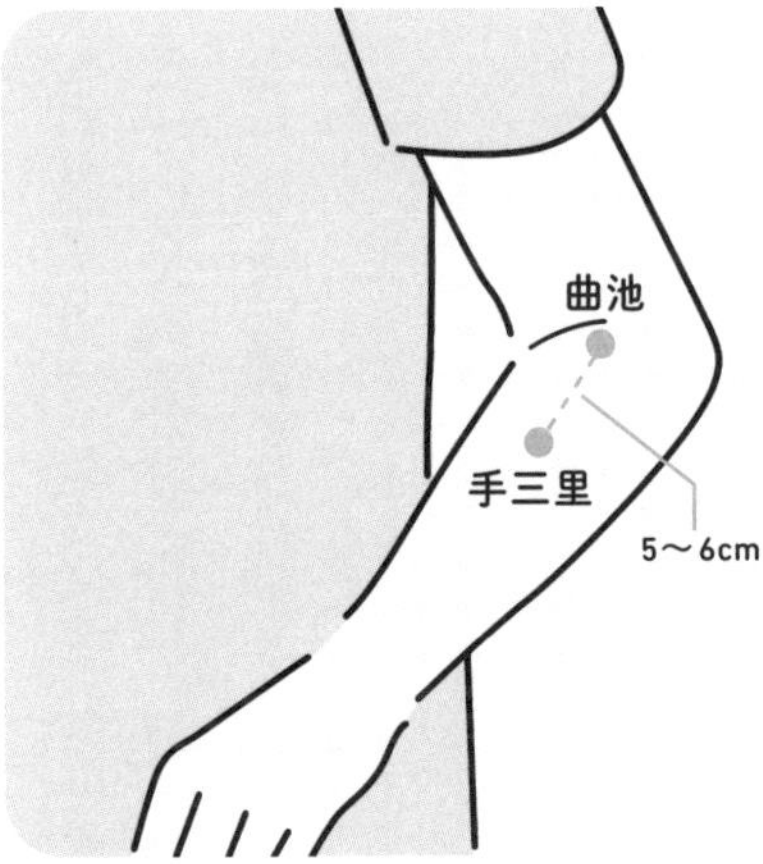

これらのツボは肩とつながっているため
押せば肩こりが一気に楽に！

セルフケア

腰痛には足の筋肉を柔らかくしてアプローチしてみましょう

腰痛がある人におすすめのツボは「陽陵泉《ようりょうせん》」。

膝の外側にある骨の出っぱりからすぐ下のへこんだところにあり、足の筋肉を柔らかくすることで腰痛を和らげます。

また「腰腿点《ようたいてん》」も腰に効くツボ。手を広げたときに、手の甲側、人さし指から手首の方に延びる骨と、中指から手首の方に延びる骨の交点でへこんでいるところと、薬指から手首の方に延びる骨と、小指から手首の方に延びる骨の交点でへこんでいるところの2つあり、それぞれ押して痛気持ちいいところを探します。

陽陵泉

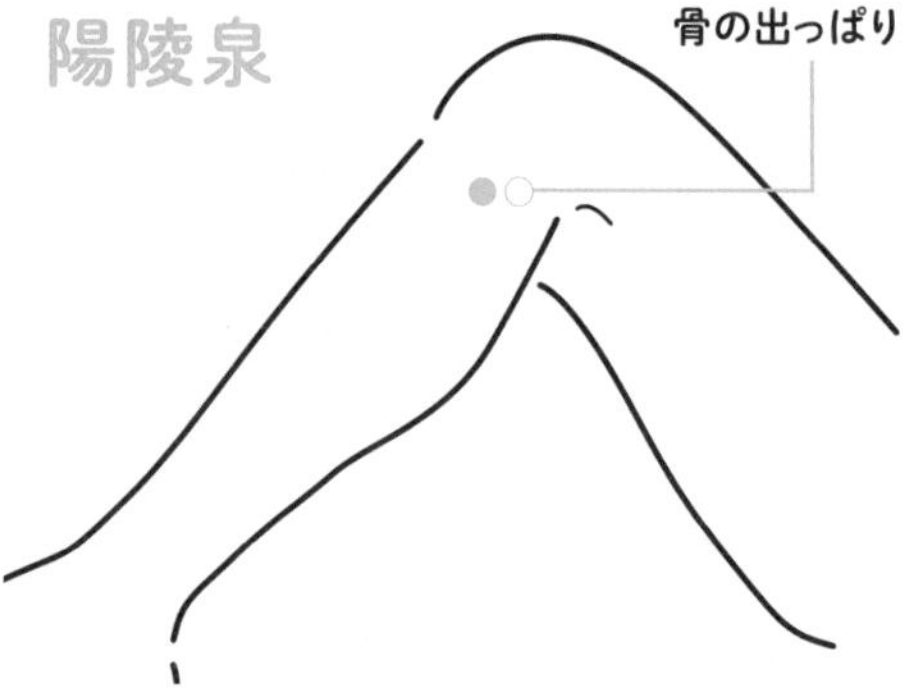

押して腰痛にアプローチ

腰腿点

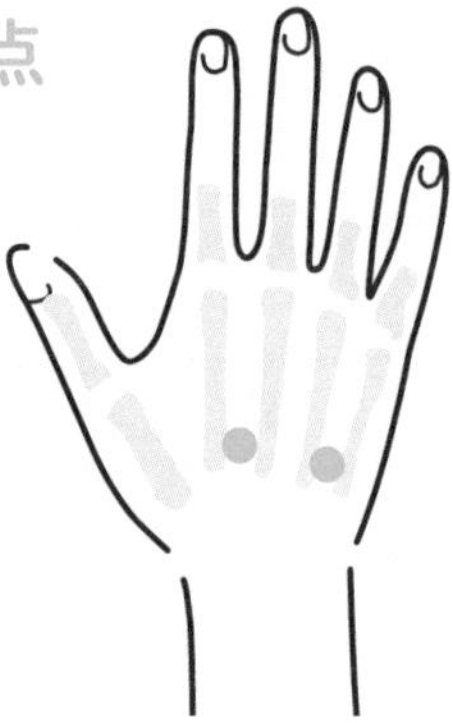

体が冷えて、腰痛がつらいときに押してみよう

7 心の不調

食事

「隠れ貧血」がイライラの原因かもしれません

嫌な思いをしたり、落ち込んだり。人間は誰しも日々、さまざまな感情を抱えて生きています。心のコントロールは難しいものですが、食事やツボなどで気持ちを前向きにできる方法を教えてもらいましょう。

産婦人科医の清水先生は、自覚がなく、健康診断での指摘がなくても「隠れ貧血」になっている女性がいる、と指摘します。

「貧血になると落ち込みやすかったり、やる気が出なかったり、イライラしたりします。鉄分不足には注意してください」

また、おにぎりやパン、麺類などで簡単に食事を済ませるとビタミン不足に。ビーガン（完全菜食主義）の人も栄養が偏りやすいため、自己流ではやらない方が良い、とのこと。

「仕事が忙しくて食事に手をかける時間がないなら、食事を含めた日々の生活を『丁寧に』できるようにするためにはどうしたらいいのか、働き方を見直した方がいいと思います」（清水先生）

セルフケア

手首の内側のツボでイライラを解消

鍼灸師の森田さんが教えてくれた、気分の落ち込み時に効くツボは「神門《しんもん》」。手首の内側、横じわの上にあるツボで、小指側にある小さな骨の内側を押します。

不安や精神の乱れ、緊張、イライラなどに効果があるとされる敏感なツボなので、優しく、心地よい強さで押しましょう。

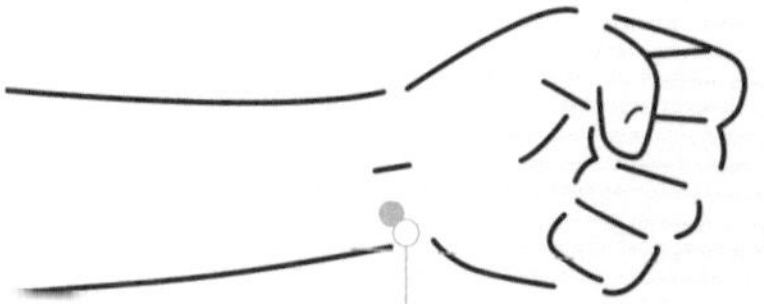

押すと不安感・イライラが
スーッと消える「神門」

食事

卵スープで気持ちを落ち着かせて

漢方アドバイザーの久保さんは、「女性は月経などで血を消耗します。血が不足していると落ち込みやすいので、日ごろから血を補う食事をとってください」と言います。

薬膳では、赤と黒の食べ物が血を補うと考えられているそう。例えば赤なら、肉や魚、ニンジン、イチゴ。黒なら黒ごま、プルーン。また赤でも黒でもありませんが、卵も血を補う作用が強いので、卵スープで体を温めると気持ちが落ち着くと言います。

月経のとき、「特に春と秋の寒暖差や低気圧の通過時、不調になる人が多いです」とスポーツ栄養士のくりきさん。そのため「赤血球を作るへム鉄、赤血球の形成を助けるビタミンB12や葉酸が取れる食材」として、レバーやしじみ、ラム肉などをおすすめしています。小松菜やホウレンソウ、豆腐や納豆などの非ヘム鉄食材は吸収率が悪いため、ビタミンCや胃酸を分泌させる梅干しなどの食材と食べ合わせるのがおすすめだと言います。

メンタル

捉え方を変えてみる

気圧の変化は、私たちにはどうしようもできません。気圧が下がるたびに頭痛になるのは、本当に大変。気持ちのコントロールで少しでも症状を改善させられないでしょうか。

例えばストレスには、良いストレスと悪いストレスがあります。周囲から期待を受けることで、頑張れる人には良いストレス、プレッシャーになって本来の力を発揮できないなら悪いストレスと言えるでしょう。

つまり、ストレスを受けること自体が悪いことではなくて、受け止め方によって、良いストレスか、悪いストレスかは変わってくるのです。

医学博士の舟久保先生はある講座に登壇したとき、参加者の一人から「片頭痛って良い頭痛なんですね」と言われたことがあるそうです。

「確かに片頭痛は、緊張から解き放たれた週末などに起こりやすい、という人もいて、平日に働きすぎた分、体を休めた方が良いというサインかもしれません。そう前向きに捉えたら、片頭痛のおかげで、頑張りすぎていた自分に気づき、体もうと思えるのは良いことだと思います」

もしかしたら気圧の変化をきっかけに、頑張りすぎでたまっていた疲れやストレスを解消させようと、体が自然と「休んだ方がいい」とサインを送っているのかもしれません。

調子が悪いのを「気圧のせい」にしてしまって、意識的に体を休ませるのも、忙しい現代人にとっては貴重な機会になるでしょう。

ワンポイント

病院に行くなら何科？

気象変化による体調不良を専門的に診る医療機関は少ないのが現状です。耳鳴りや、めまいの症状がある場合は耳鼻科。頭痛などの症状がある場合は内科で良いので、まずは普段から診てもらっているかかりつけ医に相談してみましょう。

「医師たちの理解も広がってきているので、気圧の変化で不調になる、という相談はして良いと思います」（舟久保先生）

受診しても、「気のせい」、「安静にしていれば大丈夫」など、医師から十分な理解が得られないこともあるかもしれません。

より適切な診断を受けたい場合は、自律神経の不調を診断してくれる心療内科や、痛み外来（ペインクリニック）に相談すると、親身なアドバイスが得られる可能性も。「頭痛外来」の看板を掲げる医療機関もありますので、状況や気持ちを理解してくれる医師を探してみてください。

PART 3

頭痛ーるを活用してみましょう

PART3では、すでに頭痛ーるをご活用いただいている方にはより便利に、そしてこの本をきっかけに頭痛ーるを知った方には、気軽にアプリを始めていただくため、おすすめの使い方や機能をご紹介したいと思います。「頭痛ーるパーフェクトガイド」としてご活用ください。

なお、ここでご紹介する機能の一部には有料プラン限定のものも含まれます。

PART3で分かる！

- 頭痛ーるの基本機能
- 便利な活用方法
- もっと便利に！　応用編

まずはここから
ダウンロード！

頭痛ーるでできること

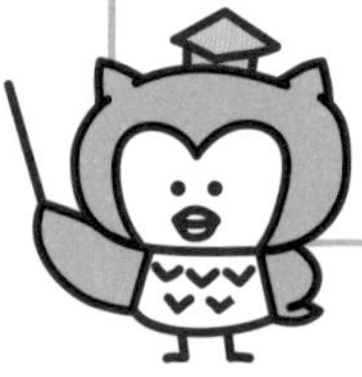

1 気圧の変化による体調不良が起きるタイミングがわかります

アプリのメイン画面では、気圧がどう変化しているか「気圧グラフ」をチェックできます。とくに注意が必要なタイミングは「警戒」「注意」「やや注意」「上昇注意」の4つのアイコンでお知らせしています。「気圧グラフ」を使って、気圧の変化と頭痛などの不

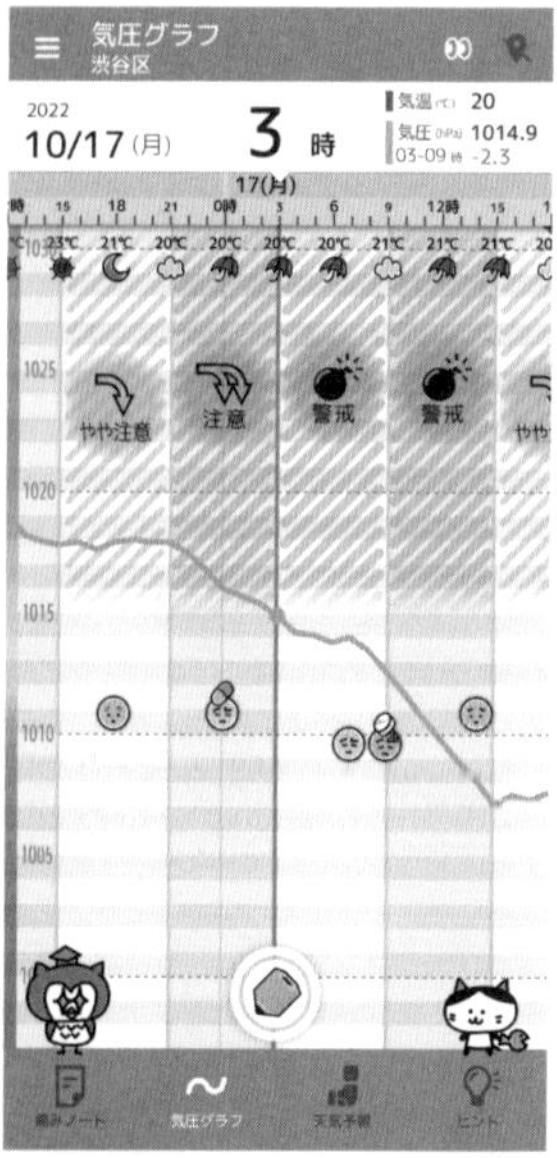

気圧グラフ

調が起きるタイミングを確認してみましょう。

　また、気圧の警戒レベルは、ウィジェットやプッシュ通知でも知ることができます。例えば「気圧の変化に伴う不調がいきなり来るのは嫌！」という方には、プッシュ通知をオンにしておくことをおすすめしています。翌日に気圧が下がると予想された場合、前日の夕方~夜にプッシュ通知されます。不調に備えるためのひとつの手立てとして活用してみてください。

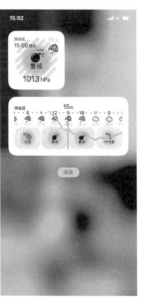

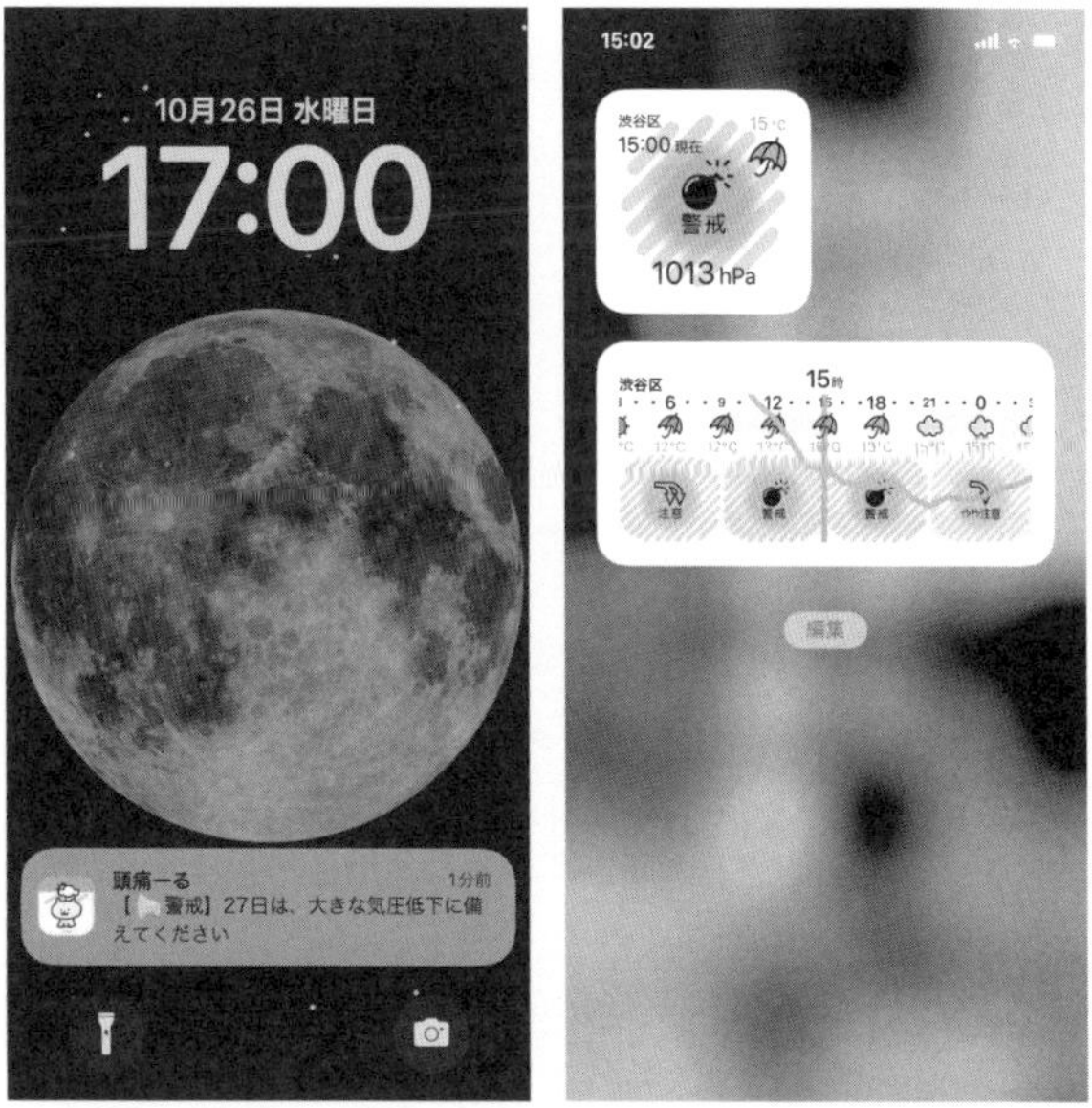

右がウィジェット、左がプッシュ通知。
オンにすると自動的にお知らせが

② 天気予報もあわせて確認できます

お住まいの地域や全国の天気を、気圧予報と一緒に見ることができます。前日との気温差も確認できます。

夏は熱中症や紫外線、冬は乾燥や花粉など、季節にあわせた健康天気指数を表示しています。気圧の変化以外の不調の誘因を探りたいときに、活用してみてください。

また、頭痛ーるのウェブサイトの「毎日の天気頭痛予報」では、その日の日本全国の状況を気象予報士が解説しています。ぜひ、気圧グラフとセットでチェックしてみてください。

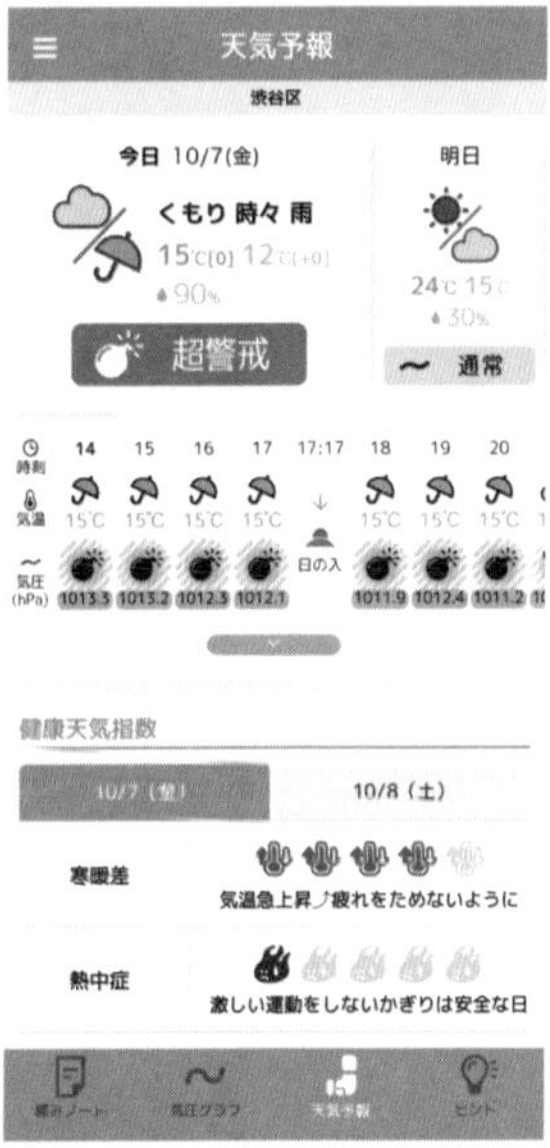

**天気予報の下に、
健康天気指数が表示**

3 記録をつけて後から振り返ることができます

「痛みノート」を活用して、ご自身の体調を「定点観測」してみてはいかがでしょうか。記録は「●年●月●日●時」というふうに、1時間単位で記録・管理ができます。まずは10回、体調を記録してみましょう。あなたの痛みの傾向をアプリが分析して表示してくれます。

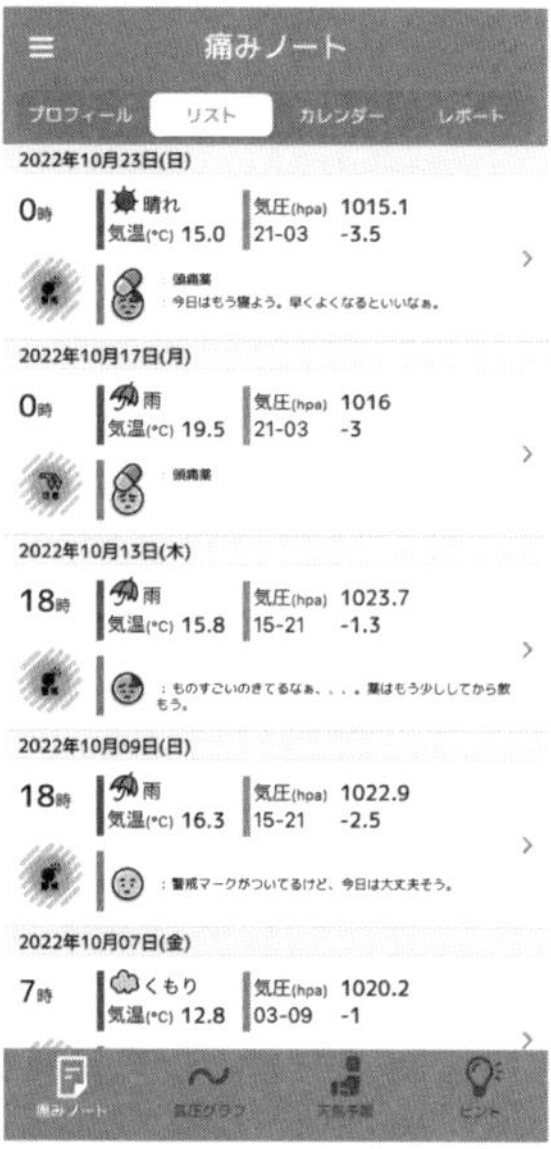

痛みノート

痛みノートの記録機能には、次のような項目があります。

・痛みは？

そのときに感じている痛みを4段階で記録できます。

痛みや不調がないときにも、「頭痛はない」マークで記録をしてみるのもおすすめです。どういうときは快調なのかを知ることで、不調が出るときとそうでないときの比較をすることができます。

また、気圧の変化による不調時に薬を飲んでいらっしゃる方は、薬が効いたタイミングでマークを押すのも試してみてください。薬をどう服用するとベストなのか、記録に残すことで次からの参考にしてみてください。

・くすり飲んだ？

ここでは、ご自身の服薬について記録をつけられます。市販薬・処方薬あわせて現在約6000種類以上を登録しています。飲んでいる薬の管理・記録にもお役立てください。

・生理は？

その月の月経が始まった日や周期を記録できます。グラフ画面に月経開始から終了までの期間を表示させることも可能。気圧の予報と月経サイクルをあわせてチェックして、予定を考えてみてください。

・メモ

ご自身が記録しておきたいことを、自由に書くことができます。

おすすめの使い方としては、例えば「症状」と、それを引き起こしたのではと思い当たる「誘因」を書き込むこと。より自分の傾向を知ることもできます。具体的には「今日は15時頃から頭痛がいつもよりひどくなったな」というのが「症状」です。「気圧グラフも警戒レベルだけれど、そういえば今日は寝不足だから、よりつらいのかもしれない」というのが、思い当たる誘因といったふうです。

ほかにも、

- **カフェイン摂取量**
- **アルコール摂取量**
- **睡眠時間**
- **基礎体温**

など、普段、自分が不調と関連があると感じているものを記録してみると、より自分の傾向が見えてくるかもしれません。

つけた記録は、レポートなどでまとめて閲覧することができます。月に1度など、ご自身のタイミングで記録を振り返ってみることで、知ることができることもたくさんあるはず。また、医療機関を受診したり、専門家の方に相談したりするとき、記録を参考にして傾向を伝えると、より良い改善方法につながる可能性もあります。

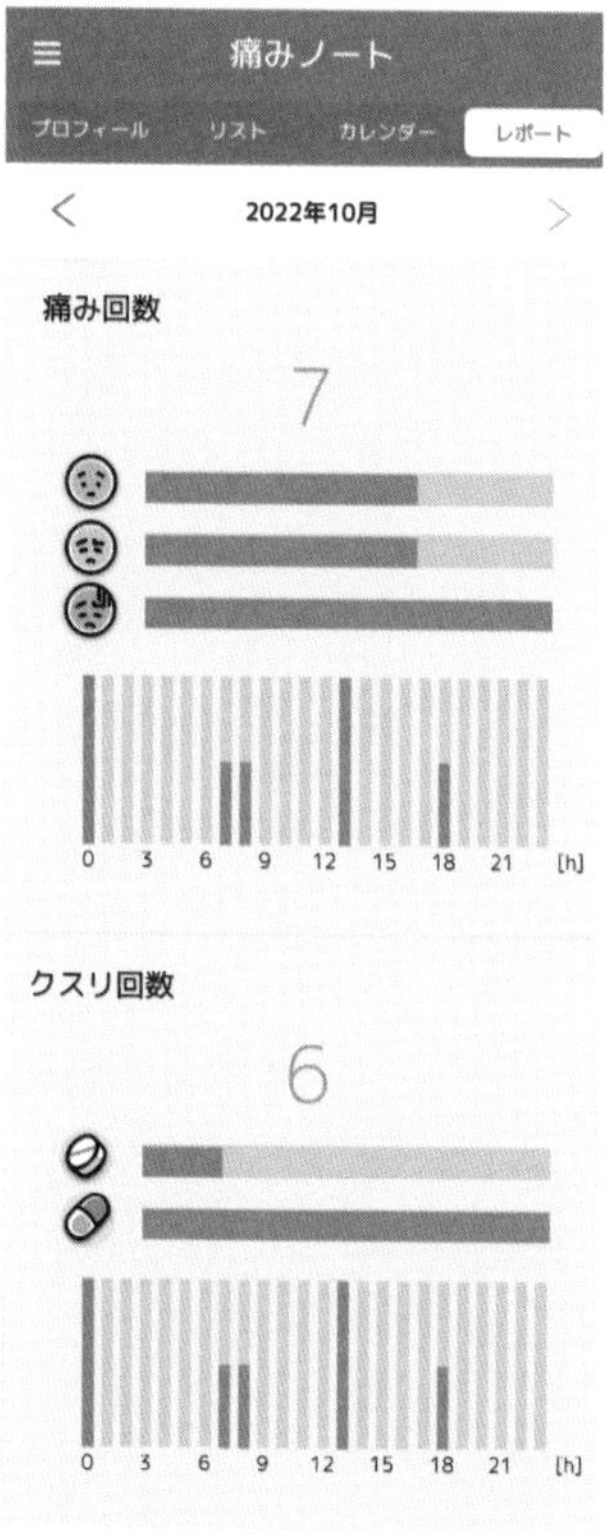

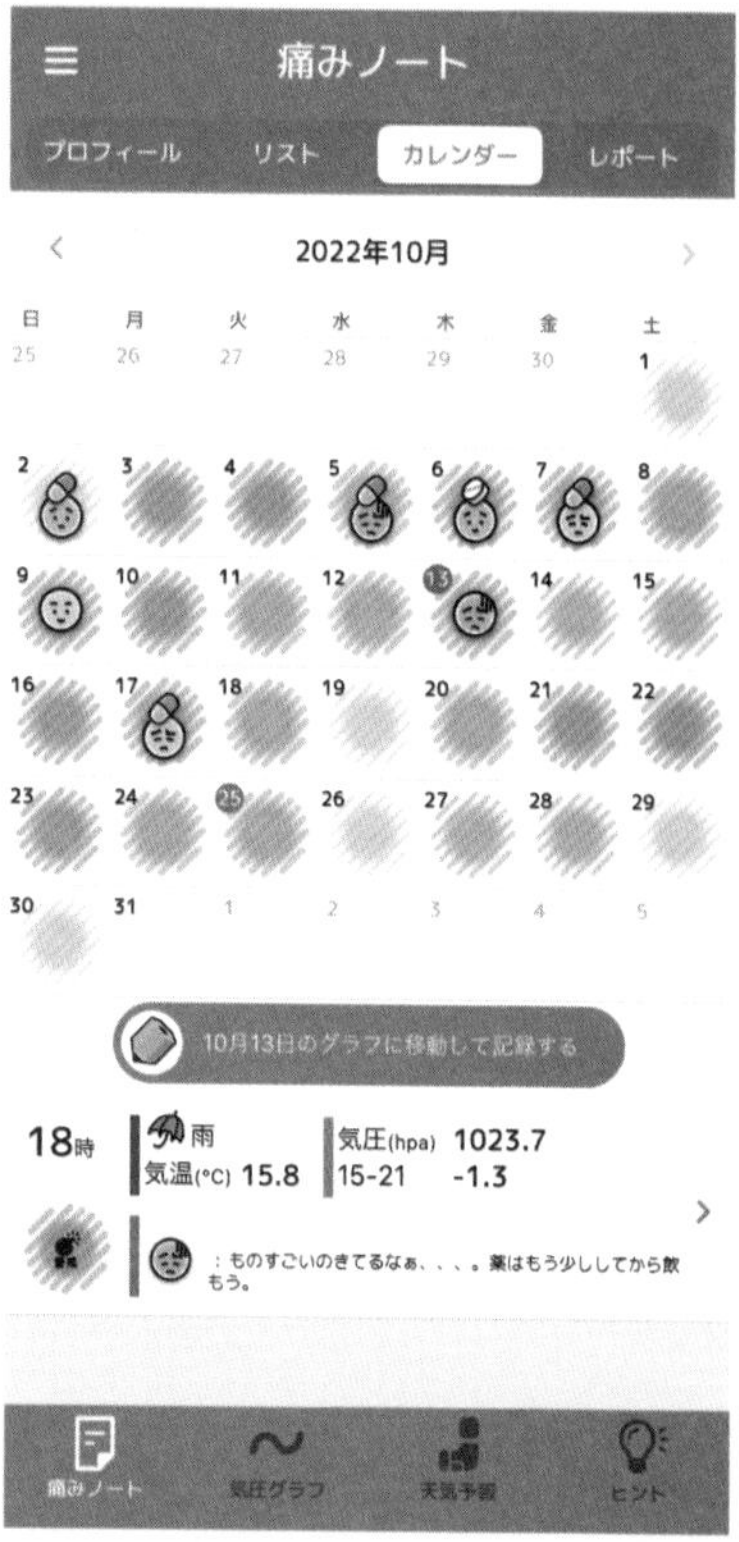

記録した結果はリスト化されます

4 体調不良の本当の誘因を知るきっかけになります

体調が優れないとき、「気圧のせいかな？」と思い、頭痛ーるで確認したのに、何もアラートが出ていない……。そんなとき、不調を感じている自分を責めたり、原因が分からなくて不安になりすぎたりしないでください。

あなたが感じている不調は、確かに起きていることです。記録をつけておき、あとから、気圧の変化以外の誘因があったかどうか、思い返してみてください。

5 安心感につながります

気圧の変化による不調に襲われている間は、とても孤独です。今どうして自分の体調が悪いのか、他の人はどうなのか……。

「みんなの痛みナウ」では、自分以外に気圧によって体調を崩している人がどの程度いるのか分かります。気圧グラフ画面の下部で、その地域にいる人の痛み記録のボリュームが、棒グラフによって1時間単位で表示されます。

痛いと感じているのは自分だけじゃないと分かるとほっとしますよね。

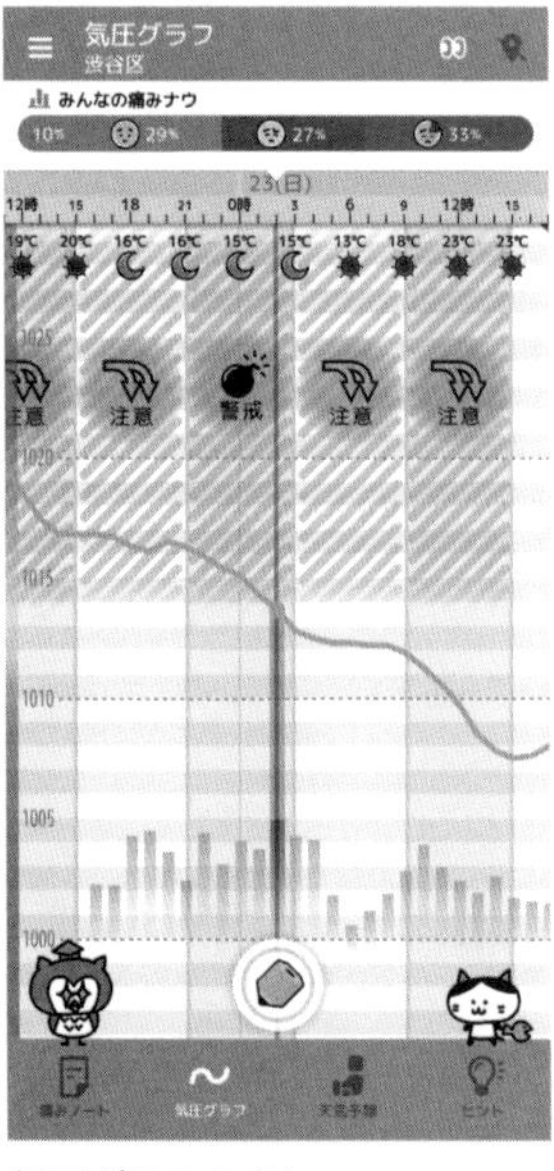

気圧グラフの上に「みんなの痛みナウ」が表示されます

頭痛ーる活用法

初級編

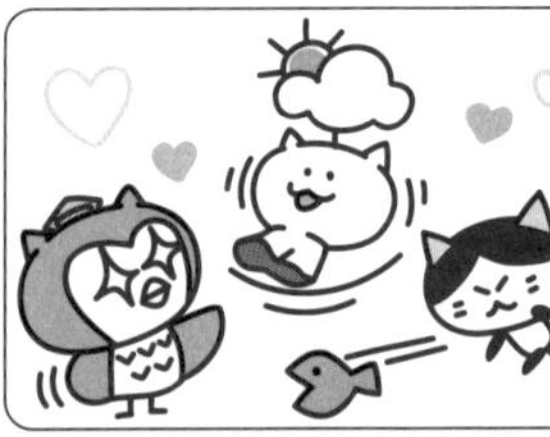

キャラを眺めよう

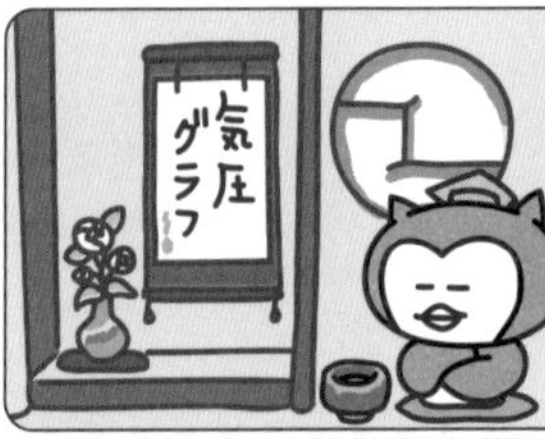

気圧グラフを眺めよう

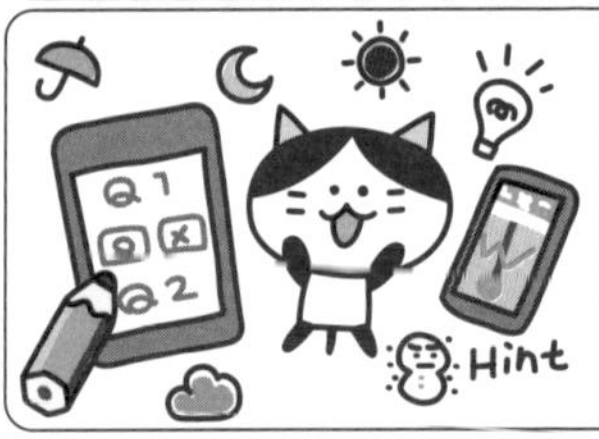

気象病を知ろう

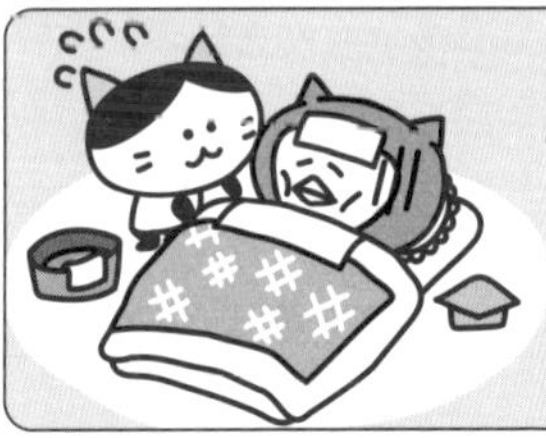

自分や大切な人を思いやろう

中級編

頭痛のタイプを知ろう

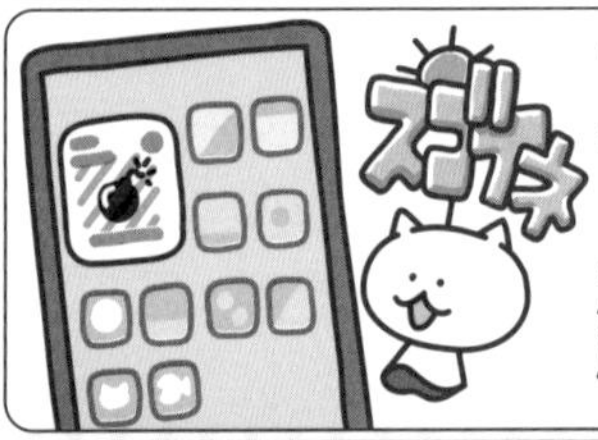

ウィジェットを活用

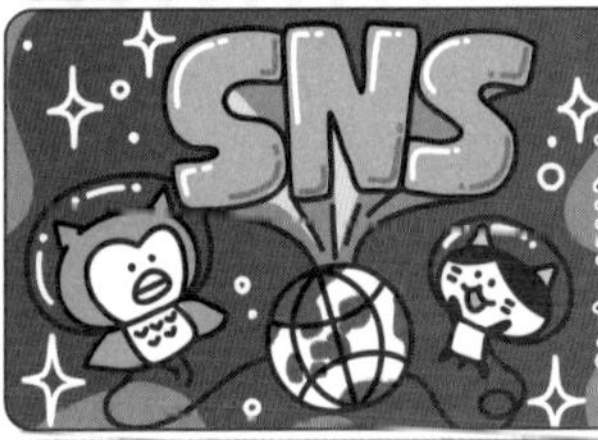

SNSで分かち合おう

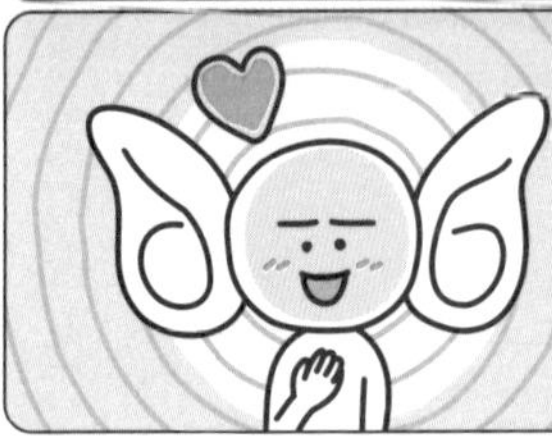

自分の身体の声に耳を傾けよう

ふろく 頭痛ーる開発チームが解説する

上級編

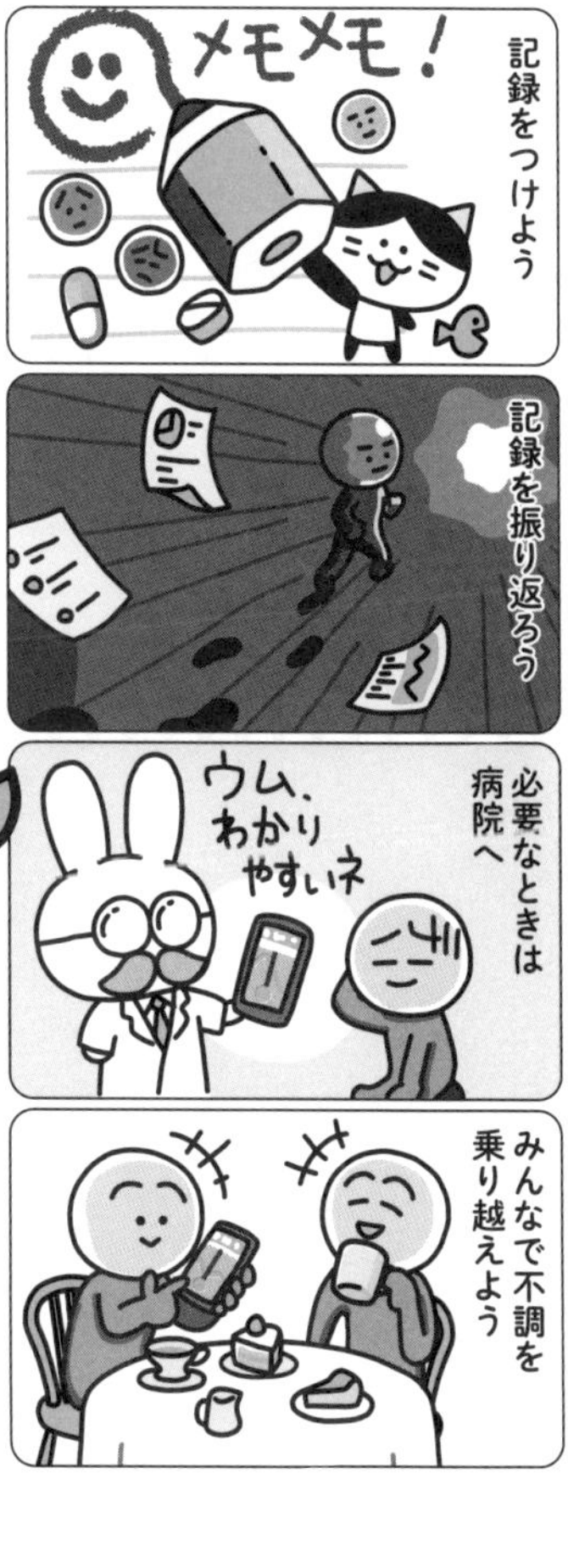
記録をつけよう
メモメモ！
記録を振り返ろう
必要なときは
病院へ
ウム、
わかり
やすいネ
みんなで不調を
乗り越えよう

つらいときでも
そばにいるよ

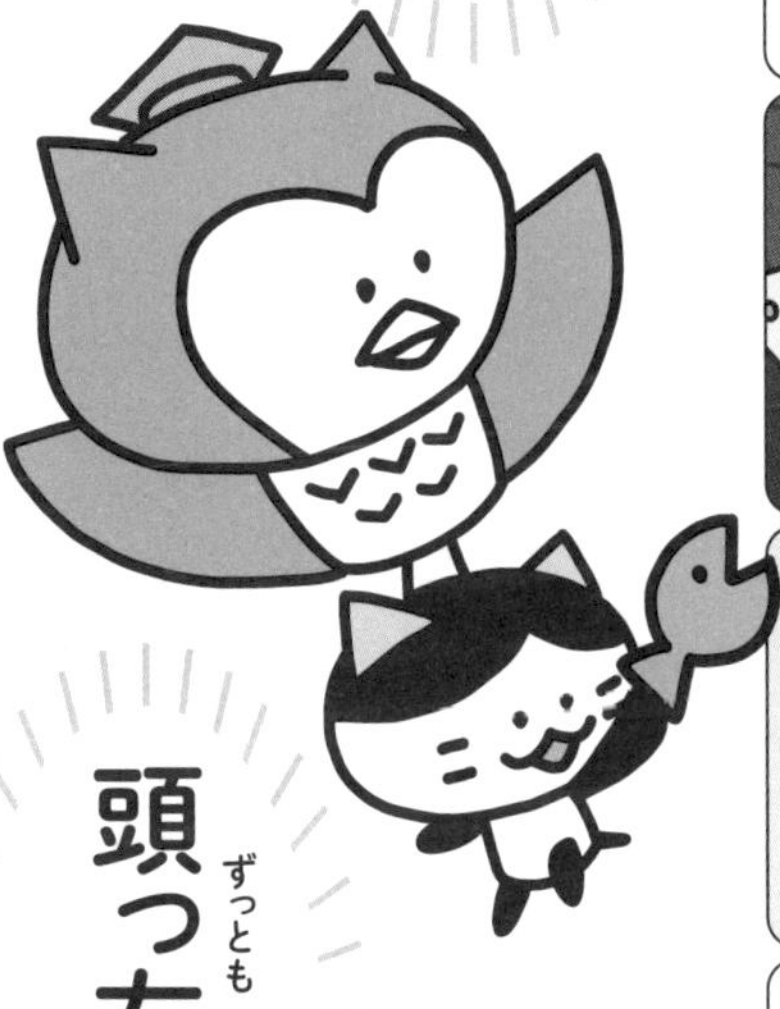

頭つ友《ずっとも》だよ

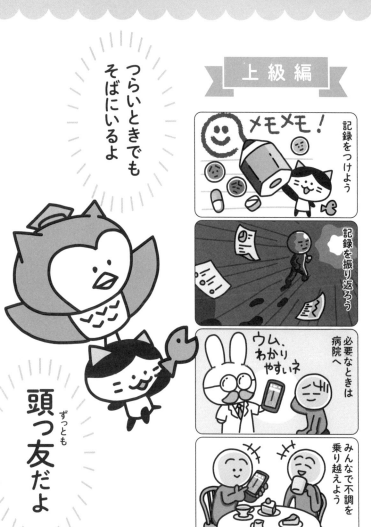

あとがき

私たちが頭痛ーるの開発を始めたのは、２０１２年のことです。弊社の気象予報士が天気と健康の関係に興味を持ったのが始まりです。

当時、「天気や気圧の変化によって不調が引き起こされる」という概念や、それを指す「気象病」という言葉はまだ知られておらず、「迷信」や「気のせい」といった解釈が一般的でした。

頭痛ーるを活用することで、ご自身の体調不良の原因がわかり、周囲の人もそれを理解してくれる環境をつくることは、多くの人の生活をより豊かなものにするはずと考えました。

「気圧の変化で頭痛が起きる」ということを、どうやってみなさんに伝えれば分かりやすいのか、説明がなくても簡単にアプリの操作を理解してもらうにはどうしたらよいか、体がつらいときに見ても目にやさしい色使いにしたい……。たくさんの試行錯誤を経て、今の頭痛ーるはできました。

リリースしてみると、活用してくださった方からSNSなどで「当たっている」「自分の体調不良の原因はこれだったんだ」というご意見を頂いたり、医療関係者の方が現場で活用してくださるなど、予想を超える反響でした。

約10年経ったいま、気象病という概念は、少しずつ世の中に認知され、当たり前のこととして受け入れられるようになってきました。

そして「実際に不調を感じている方々に対して、もっと役に立ちたい」という思いから、この度、多方面の専門家の方々に取材して、この本をつくりました。ご協力いただいたみなさんに、お礼申し上げます。

また、構成をしてくださったライターの吉岡名保恵さん、大変お世話になりました。

私たちは、これからも気象病の予報を通じて人々の生活を楽しく豊かにすることを目指していきます。

取材・監修協力

神崎晶

日本耳鼻咽喉科頭頸部外科学会専門医・指導医、めまい相談医、耳科手術暫定指導医（日本耳科学会）

独立行政法人国立病院機構 東京医療センター 臨床研究センター 聴覚・平衡覚研究部 聴覚障害研究室所属。専門はとくに慢性中耳炎、耳硬化症、突発性難聴やめまいを含む耳科や神経耳科疾患など。

久保奈穂実

漢方アドバイザー、国際中医薬膳管理師

芸能・音楽活動中、ハードな生活で身体のバランスを崩す。漢方薬に助けられた経験から、イスクラ中医薬研修塾にて中医学を学ぶ。成城漢方たまりにて漢方相談・薬膳講師を担う。

くりきみゆき

スポーツ栄養士、ストレングス&コンディショニングコーチ

プロアスリートのための体調管理を担う。スポーツに打ち込む家族を支えたい一般の方にも楽しく快適な毎日を築いてもらえたらと、講演活動やメタバース空間「ZEPETO」でのスポーツ知育遊び場運営も積極的に行っている。

清水なほみ

産婦人科医、ポートサイド女性総合クリニック ビバリータ 院長

日本不妊カウンセリング学会認定カウンセラー。女性医療ネットワーク発起人・NPO法人ティーンズサポート理事長。女性医療を通して、美と健康をサポートしている。

菅原洋平

作業療法士、ユークロニア株式会社代表

東京都千代田区ベスリクリニックで薬に頼らない睡眠外来を担当。生体リズムや脳の仕組みを活用した企業研修を全国で行っている。著書に『あなたの人生を変える睡眠の法則』など多数。

舟久保恵美

気象病研究者、医学博士

慶應義塾大学医学部神経内科非常勤講師。内田洋行健康保険組合保健師。日本で唯一、低気圧頭痛を専門にする産業保健師。

森田遼介

はり師、きゅう師、あん摩マッサージ指圧師、TC鍼灸マッサージ院院長

埼玉県を中心に往診治療を行う。自律神経の調整を得意とし、根本治療に特化した施術で人気。脳梗塞リハビリセンターでは鍼灸も活用したボディケアを提案している。NHK「あさイチ」などのメディアにも出演。

＊1 Sato J, Inagaki H, Kusui M, Yokosuka M, Ushida T. "Lowering barometric pressure induces neuronal activation in the superior vestibular nucleus in mice". PLoS One, January 25, 2019, 14(1): e0211297, doi: 10.1371/journal.pone.0211297
Gürkov R, Strobl R, Heinlin N, Krause E, Olzowy B, Koppe C, Grill E. "Atmospheric Pressure and Onset of Episodes of Menière's Disease - A Repeated Measures Study". PLoS One, April 20, 2016, 11(4): e0152714, doi: 10.1371/journal.pone.0152714

＊2 佐藤 純、溝口 博之、深谷 佳乃子（２０１１）「天候変化と気分障害」『日本生気象学会雑誌』48巻1号 p.３-７

＊3 Terao C, Hashimoto M, Furu M, Nakabo S, Ohmura K, Nakashima R, Imura Y, Yukawa N, Yoshifuji H, Matsuda F, Ito H, Fujii T, Mimori T. "Inverse association between air pressure and rheumatoid arthritis synovitis". PLoS One, January 15, 2014, 15;9(1): e85376, doi: 10.1371/journal.pone.0085376

＊4 Takeuchi N, Ekuni D, Tomofuji T, Morita M. "Relationship between Acute Phase of Chronic Periodontitis and Meteorological Factors in the Maintenance Phase of Periodontal Treatment: A Pilot Study". Int J Environ Res Public Health, Aug 5, 2015, 12(8):9119-30. doi: 10.3390/ijerph120809119

本書の感想をぜひお寄せください

月間《げっかん》100万人《まんにん》利用《りよう》アプリ!　頭《ず》痛《つ》ーるが贈《おく》る
しんどい低気圧《ていきあつ》とのつきあいかた

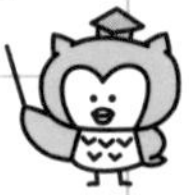

著者　頭《ず》痛《つ》ーる編集部《へんしゅうぶ》

「頭痛ーる」は「気象病」と呼ばれる、気圧の変化が起こす頭痛などの痛みに注目し、気象予報士が考案した気圧予報に基づく体調管理アプリ。2017年度グッドデザイン賞を受賞。月間利用者数100万人以上。累計ダウンロード数は1000万を突破。
「頭痛ーる編集部」では、低気圧頭痛・気象病を予防する方法・対策からお天気と暮らしのことなどを発信している。

発行　2023年2月15日

発行者　佐藤隆信
発行所　株式会社新潮社
〒162-8711
東京都新宿区矢来町71
電話：編集部　03-3266-5611
読者係　03-3266-5111
https://www.shinchosha.co.jp

ブックデザイン　新井大輔／中島里夏（装幀新井）
構成　吉岡名保恵
印刷所　株式会社光邦
製本所　株式会社大進堂

乱丁・落丁本は、ご面倒ですが小社読者係宛お送りください。
送料小社負担にてお取替えいたします。

ISBN978-4-10-354891-1 C0030
価格はカバーに表示してあります。